Bewegen, Trainieren, Denken

 So fördern Sie Heimbewohner optimal

Bibliografische Information der Deutschen Nationalbibliothek

Die Deutsche Bibliothek verzeichnet diese Publikation in der Deutschen Nationalbibliografie; detaillierte bibliografische Daten sind im Internet über http://dnb.d-nb.de abrufbar.

Besuchen Sie uns im Internet: www.altenpflege.vincentz.net

Satz & Layout: Ansgar Klemm – Grafik & Illustration
Druck: Mundschenk Druck- und Verlagsgesellschaft mbH, Soltau
Printed in Germany

Titelfoto: fotolia, vladgrin
Fotos im Innenteil: Bettina M. Jasper

ISBN 978-3-86630-199-3
3-86630-199-5

Bewegen, Trainieren, Denken

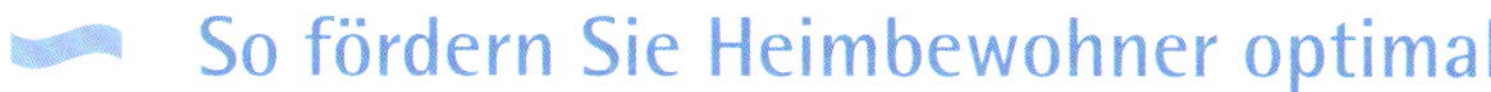

So fördern Sie Heimbewohner optimal

Inhalt

Vorwort: Raus aus dem (Roll-)Stuhl, rein ins selbstbestimmte Leben! 8

Bewegen für den Kopf 10

Gehirntraining durch Bewegung 11

Kopftraining im hohen Alter? 11

Bewegter Alltag 14

Bewegen bei eingeschränkter Mobilität 16

Was Bewegung bringt 19

Ausdauer für schnelles Denken 20

Ausdauertraining – was ist das? 20

Wirkungen von Training 20

Trainingsmöglichkeiten 21

Belastungsdosierung 23

Was tun bei eingeschränkter Gehfähigkeit? 24

Koordination für leichtere Alltagsbewältigung 26

Was ist Koordination? 26

Wirkungen von Training 27

Trainingsmöglichkeiten 28

Doppelaufgaben – Zwei Dinge gleichzeitig tun 29

Was sind Doppelaufgaben? 30

Wirkungen von Training 30

Trainingsmöglichkeiten 30

Schaltzentrale Gehirn 32

Hirnleistung im Lebenslauf 33

Einflüsse auf geistige Leistung 33

Veränderungen im Alter 35

Beanspruchungen im Alltag 35

Mit Training fit bis ins höchste Alter 36

Gedächtnis – Archiv eines langen Lebens 37

Verzögerter Abruf 37

Mit allen Sinnen 39

Mit Freude geht es leichter 40

Lange Leitung oder gut vernetzt? 41

Das Arbeitsgedächtnis als zentrale Instanz 42

Von der Information zur Handlung 43

Kurz gemerkt 44

Bewegen macht dem Kopf Beine 45

Von der Sitz- zur Bewegungskultur: Trainingsbeispiele 46

Schritt für Schritt – Die Ausdauer trainieren 47

Parcours 48

Farben & Zahlen 54

Bilder & Wörter 57

Zwei rechts, eins links – Die Koordination trainieren 60

Hände schütteln 60

Meine Hände – deine Hände 61

Finger hoch! 62

Hand in Hand 63

Stäbchen-Rotation 65

Kastanien, Nüsse & Co. 65

Punktgenau & schnell 66

Seit tipp, Arm knick 67

Oben Rot, unten Blau 68

Oben 1, unten 4 69

Bunt herum 70

Bälle rollen 71

Das Vielspiel 72

Mit Körper & Kopf zugleich – Doppelaufgaben 74

Fußrollern & Karten sortieren 75

Fingerklopfen & zählen 76

Ball rollen & assoziieren 76

Säckchen werfen & buchstabieren 77

Ballon zuspielen & Tier oder Pflanze nennen 77

Gehen am Platz & Städte nennen 78

Auf einem Bein stehen & Namen nennen 79

Gehen & erzählen 79

Thema-Turnen: Ein Praxisbeispiel mit Zeitungen 80

Bewegung organisieren 86

Motivation schaffen, Erfolge bewusst machen 87

Einfach anfangen! 89

Trainieren mit System 91

Planen und dokumentieren 91

Regelmäßig üben 92

Allein, zu zweit, in Gruppen 93

Jede Minute zählt – Zeitrahmen 96

Sinnvollen Aufbau finden 97

Bewegungseinheiten gestalten 98

Besser nicht … 102

Zur Sicherheit 102

Gerate und Materialien 103

Literatur & Spiele 108

Autorenvita 110

Vorwort

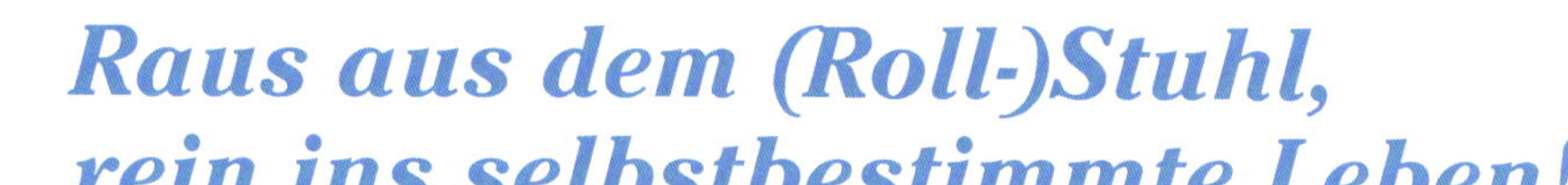

Raus aus dem (Roll-)Stuhl, rein ins selbstbestimmte Leben!

Pflegewissenschaftler schätzen, dass durchschnittlich 30 bis 50 Prozent der Bewohner in Pflegeheimen im Rollstuhl sitzen. Viele davon sind nicht gelähmt, sondern einfach gebrechlich. Sie äußern Schwindelgefühl oder Schmerzen beim Gehen. Sie haben Angst, zu fallen. Sie betrachten es zunächst als Annehmlichkeit, wenn ihnen Anstrengungen abgenommen werden. Irgendwann sehen sie keine Notwendigkeit mehr, sich selbstständig fortzubewegen. Es gibt nichts mehr, was ihr Interesse weckt, keinen Grund, um irgendwohin zu gehen.

Für Pflegende gehört diese Situation zum Alltag. Viele nehmen das ständige Sitzen im (Roll-)Stuhl als selbstverständlich hin. Schließlich erleben sie das täglich als Normalzustand.

Die Rundumversorgung mag auf den ersten Blick bequem sein. Tatsächlich aber hat sie fatale Folgen für die Lebensqualität. Denn je unbeweglicher der Mensch körperlich wird, desto mehr verliert er Selbstbestimmung und Selbstwertgefühl. Langfristig lässt zusätzlich die geistige Beweglichkeit nach. Das führt zu immer mehr Abhängigkeit. Sich zu bewegen, wirkt sich nicht nur auf die Mobilität positiv aus, sondern ist gleichzeitig ein Kopftraining.

In der Pflege gehören Prophylaxen aller Art zum Alltag: Dekubitusprophylaxe, Pneumonieprophylaxe, Soor-/Parotitisprophylaxe usw. Erstrebenswert aus meiner Sicht: Ergänzung durch „Bewegen als Demenzprophylaxe“.

Zugegeben, die Situationsdarstellung mag übertrieben klingen. Sie entspricht auch keineswegs überall der Realität. Natürlich gibt es allerorts positive Beispiele für einen bewegten Alltag, auch im Pflegeheim.

Aber müssen wir nicht manchmal übertreiben, wenn wir etwas verdeutlichen und der Allgemeinheit ins Bewusstsein bringen wollen? Ich denke, wir sollten nicht zu selbstverständlich Ist-Zustände als unveränderbar hinnehmen. Schon kleinste Veränderungen können für pflegebedürftige, alte Menschen große Verbesserungen und ein Mehr an Lebensqualität bedeuten.

Dieses Buch soll Denkanstöße geben und zum Handeln ermuntern, um mehr Bewegung in den (Pflege-)Alltag zu bringen. Jeder Schritt mehr im Alltag eines hochaltrigen Menschen ist ein Fortschritt. Also: Raus aus dem (Roll-)Stuhl und rein ins Leben – Schritt für Schritt!

BETTINA M. JASPER

BEWEGEN FÜR DEN KOPF

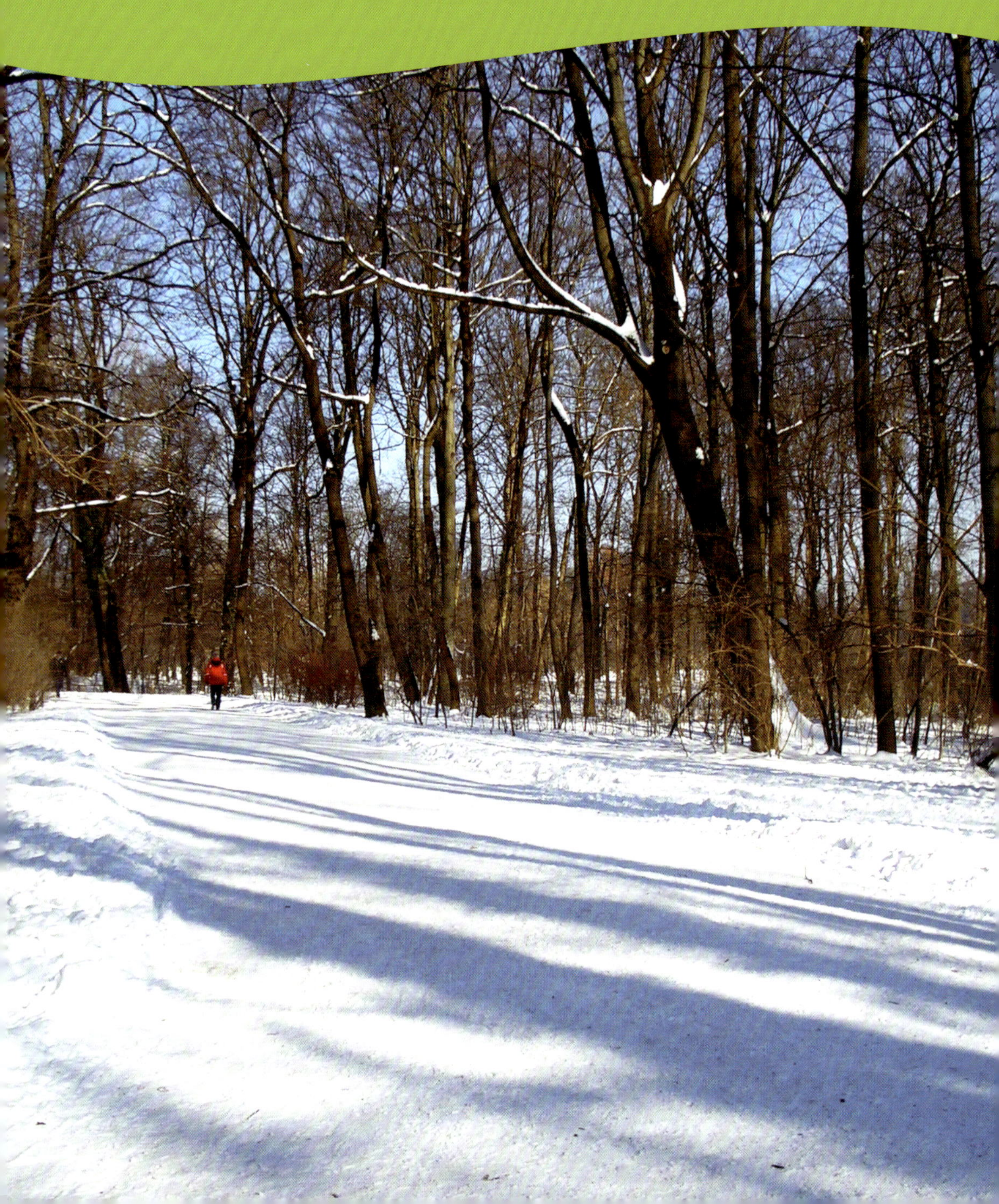

Bewegen, Trainieren, Denken. • Bettina M. Jasper • © Vincentz Network GmbH & Co. KG Hannover 2012 • ISBN: 978-3-86630-199-3

Gehirntraining durch Bewegung

Kaum zu glauben, aber wahr: Wer sich einfach nur bewegt, ohne dabei zu denken, tut schon etwas fürs Gehirn. Allein diese Tatsache kann alten Menschen die weit verbreitete Angst nehmen, sich möglicherweise zu blamieren. So manche alte Dame würde nämlich durchaus gern etwas dagegen tun, dass sie im Alltag mehr vergisst, als ihr lieb ist. Und mancher alte Herr wäre froh, ihm würde in einer Unterhaltung schneller das richtige Wort einfallen. Viele weitere Alltagssituationen ließen sich ergänzen.

Sich an einem Gehirntraining in der Gruppe beteiligen – diesen Schritt wagen manche trotzdem nicht. Da könnte etwas verlangt werden, das ich nicht leisten kann. Vielleicht stellt mir jemand eine Frage, auf die ich die Antwort wissen sollte, aber sie fällt mir nicht oder nicht rechtzeitig ein. Was denken die anderen? Die wissen und können bestimmt mehr als ich, die haben meine Probleme nicht …

Bei der Bewegung bleibt dagegen immer noch die Möglichkeit, sich unter dem Vorwand von Schmerzen oder krankheitsbedingter Einschränkung aus der Affäre zu ziehen. Dieser Gedanke beruhigt manche und lässt den Mut wachsen, es doch einmal auszuprobieren mit dem bewegten Gehirntraining.

Dass tatsächlich schon bloßes Spazierengehen dem Gehirn nützt, versetzt viele – nicht nur alte – Menschen in Staunen. Selbst wenn keine begleitende Denktätigkeit stattfindet und der Betreffende sich nur langsam fortbewegen kann, ist diese Form der Bewegung empfehlenswert.

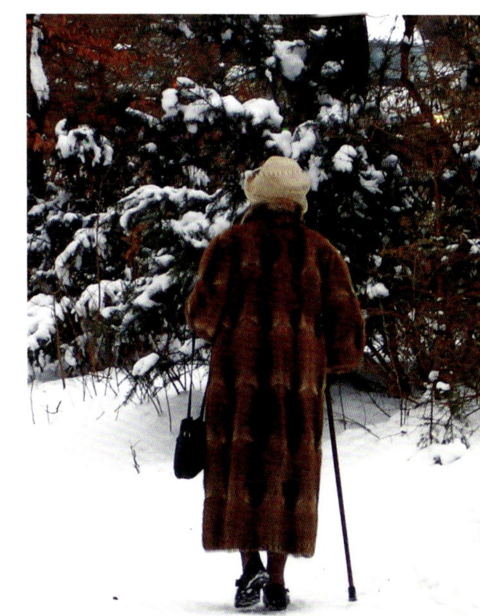

Kopftraining im hohen Alter?

Gedächtnistraining für Senioren hat Tradition. Seit Jahrzehnten hat sich die Erkenntnis durchgesetzt, dass es nicht nur Freude, sondern gleichzeitig Sinn macht, als alter Mensch die Merkfähigkeit zu üben. Entsprechende Angebote gibt es in Bildungseinrichtungen wie Volkshochschulen ebenso wie im Pflegeheim.

Die Inhalte solcher Kurse sollten allerdings heute deutlich anders aussehen als noch vor Jahrzehnten. Aktuelle Forschungsergebnisse ermöglichen inzwischen, sehr gezielt bestimmte Bereiche zu fördern.

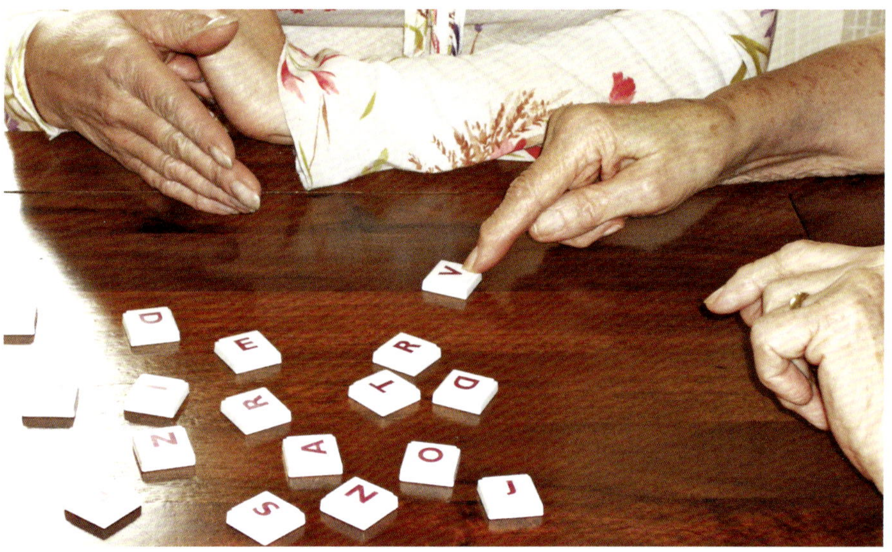

So ist heute unumstritten, dass vor allem der Arbeitsspeicher im Mittelpunkt stehen sollte, nicht das Langzeitgedächtnis. Dieser Teil des Gehirns ist es, der darüber entscheidet, wie gut oder schlecht wir mit Alltagsanforderungen zurechtkommen.

Längst haben Menschen aller Generationen erkannt, dass sie nicht früh genug mit dem Training beginnen können. Das heißt zwar nicht, dass alle tatsächlich regelmäßig üben, aber mindestens die Einsicht, dass solche Aktivitäten sinnvoll wären, ist weit verbreitet.

In diesem Punkt können alte Menschen häufig jüngeren ein Beispiel sein. Für sie ist es bereits beinahe selbstverständlich, dass sie ihr Gehirn üben müssen, wenn sie es leistungsfähig erhalten möchten. Viele schämen sich nicht mehr, wenn sie einen Kurs zum Training des Gehirns besuchen, sondern – im Gegenteil – erzählen stolz, dass sie etwas für das Funktionieren der grauen Zellen tun. Trotzdem gilt das noch längst nicht für alle. Und insbesondere diejenigen, die unter alternsbedingten Einschränkungen leiden, trauen sich häufig nicht.

Manche fangen früh an. Sie wissen, dass ihr Gehirn in seinen Funktionen nachlässt, wenn sie es nicht regelmäßig fordern. Sie haben im Rentenalter nicht mehr die Ausrede der Berufstätigen, dass der Alltag sie geistig genügend beansprucht. So schaffen sie entsprechende Rituale, gehen einmal wöchentlich in die Gruppenstunde – im Heim oder im Seniorenclub – und stellen sich unterschiedlichen Denkaufgaben. In ihren Alltag bauen sie Aktivitäten ein, die sie herausfordern und widmen einen Teil ihrer Zeit ganz bewusst dem Gehirntraining. Außerdem sind sie regelmäßig körperlich aktiv.

Das alles gilt natürlich nur für einen Teil alter Menschen. Das sind diejenigen, die ein ausgeprägtes Gesundheitsbewusstsein entwickelt haben und sich realistisch mit dem Älterwerden auseinandersetzen. Eine große Zahl alter Menschen betrachtet dagegen Einbußen in ihrer Leistungsfähigkeit als normal und ergibt sich schicksalhaft den negativen Veränderungen. Sie zu erreichen und von den ungeheuren Möglichkeiten eigener Initiativen zu überzeugen, ist jedoch eine lohnende Aufgabe.

Gerade für die, die in früheren Lebensphasen eher bildungsfern waren, wenig Gelegenheit und kein Interesse an geistiger Betätigung hatten, ist Bewegung eine ideale Trainingsform. Sie müssen keine Angst haben, sich auf Grund von Wissensdefiziten zu blamieren. Bei der Bewegung haben sie gute Chancen, sich und anderen zu beweisen, was sie können und Selbstwertgefühl aufzubauen.

Unter all denjenigen, die ein gezieltes Kopftraining betreiben, sind ältere Menschen vermutlich eine große Gruppe. Andersherum sind unter allen alten oder hochaltrigen Menschen diejenigen, die sich mit Gehirntraining fordern, sicherlich in der Minderheit. Es gilt also, die vielen Alten zu informieren und durch positive Erfahrungen zu überzeugen, die sich bisher zurückziehen, inaktiv sind und sich weder körperlich noch geistig genügend fordern. Ihnen das große Potenzial vor Augen zu führen, das in ihnen schlummert, ist eine wichtige Aufgabe für alle, die mit alten Menschen in Beziehung stehen.

Macht Training für hochaltrige Menschen überhaupt noch Sinn?

Diese Frage lässt sich mit einem uneingeschränkten Ja beantworten. In jedem Lebensalter lassen sich Hirnfunktionen trainieren. Und gerade im sehr fortgeschrittenen Lebensalter ist es wichtig, die noch vorhandenen Fähigkeiten zu erhalten oder diese sogar auszubauen. Schließlich möchten Menschen so wenig wie möglich auf Andere angewiesen sein. Wer möchte nicht die ihn betreffenden Entscheidungen möglichst lebenslang selbst treffen können?

Gehirntraining ist ein wichtiges Mittel, um diesem Ziel ein Stück näher zu kommen. Zwar sollte jeder so früh wie möglich damit beginnen, aber besser spät einen Anfang machen als nie.

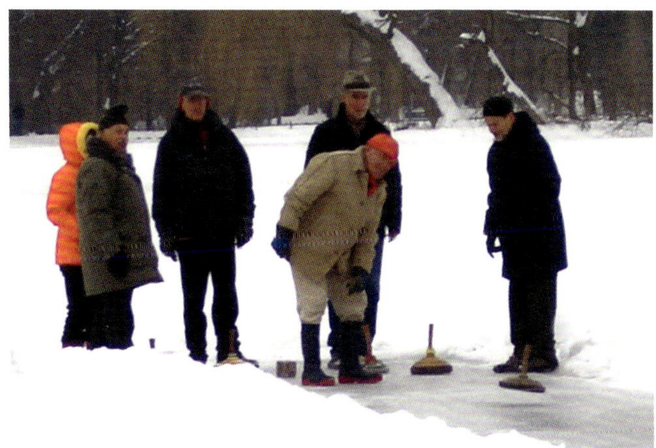

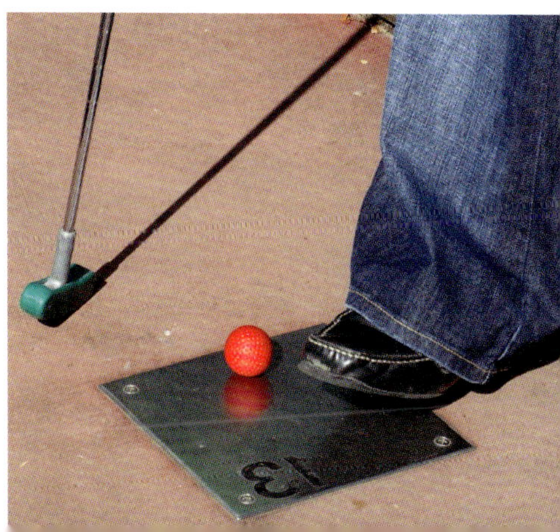

Bewegter Alltag

Soll die Vision von einem bewegten Alltag für pflegebedürftige, alte Menschen Realität werden, dann genügt es nicht, immer mehr Gymnastikgruppen ins Leben zu rufen. Die sind zwar auch nötig, aber es geht vor allem um die vielen Situationen im ganz normalen Tagesablauf:

Auf dem Weg vom Zimmer im Pflegeheim bis zum Frühstück im Speiseraum als Pflegekraft nicht den Rollstuhl schieben, sondern Bewohner den Weg selbstständig mit Arm- und Beineinsatz zurücklegen lassen. Das braucht zwar deutlich länger, aber wen stört das? Zeit ist das, was in Pflegeeinrichtungen lebende Menschen zur Genüge haben. Vielleicht klappt es eines Tages sogar, dass Bewohner mit Rollator oder am Handlauf entlang ein paar Schritte gehen.

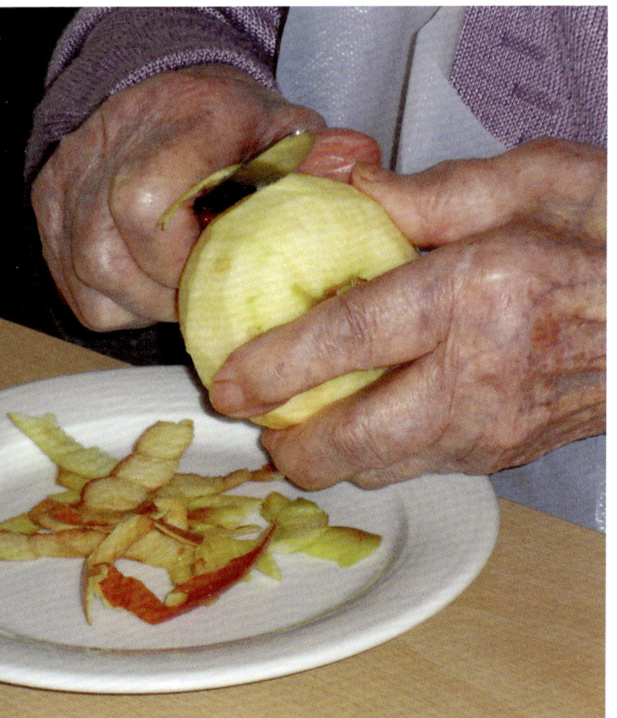

Solche Gelegenheiten gibt es viele im (Pflege-) Alltag – bei der Körperpflege, beim Anziehen, bei der Beteiligung an Beschäftigungsangeboten ... Die Mithilfe bei hauswirtschaftlichen Tätigkeiten bietet ein weiteres Betätigungsfeld. Manche Tätigkeiten dauern zwar länger, als wenn sie von Betreuungskräften erledigt werden, aber das Selbermachen gibt nicht nur ein viel besseres Gefühl. Es regt gleichzeitig die grauen Zellen an.

Kleine Bewegungshäppchen zwischendurch müssen nicht lange dauern und für das Betreuungspersonal nicht viel Zeit kosten.

Oft reicht ein aufmunternder Satz, das Erinnern an ein Vorhaben oder die Information, dass gerade irgendwo etwas Interessantes geschieht. „Wie wäre es bei dem schönen Wetter mit einem Spaziergang im Park?“ wenn die Bewohner häufig noch nicht einmal bemerkt haben, dass draußen die Sonne lacht. „Der Hausmeister fegt im Garten die Blätter zusammen. Mögen Sie hingehen und ihm zusehen?“ (oder ihm womöglich sogar helfen?) „Im Garten steht ein neues Vogelhaus. Haben Sie Lust, Futter hineinzustreuen?“ ...

Während der morgendlichen Körperpflege eine kleine Bewegungsaufgabe für den Tag stellen, ist eine weitere Möglichkeit. Eine Fingerübung, eine Schrittkombination … Von der Pflegekraft kurz demonstriert, einmal gemeinsam ausprobiert und schließlich zum Training im Lauf des Tages animiert, ist mancher alte Mensch motiviert, sich an kleine Bewegungsaufgaben heranzuwagen.

Natürlich muss am nächsten Tag bzw. bei der nächsten Begegnung nachgefragt werden, ob oder wie der Bewohner damit zurechtgekommen ist.

Ein kleiner Ball in der Hosentasche, im Vorbeigehen über den Tisch gerollt und mit einer einfachen Aufgabe verbunden, kann für einige Minuten Bewegung in eine Gruppe bringen, die sonst untätig und schweigend dort säße. Selbstverständlich sollte eine konkrete Angabe „Ich bringe das … ins Dienstzimmer. Machen Sie das Spiel, bis ich auf dem Rückweg wieder vorbeikomme.“ Dann wird der Ball wieder eingesammelt, denn sonst verliert er seinen Reiz, wenn niemand dabei ist und zur gemeinsamen Aktivität anleitet.

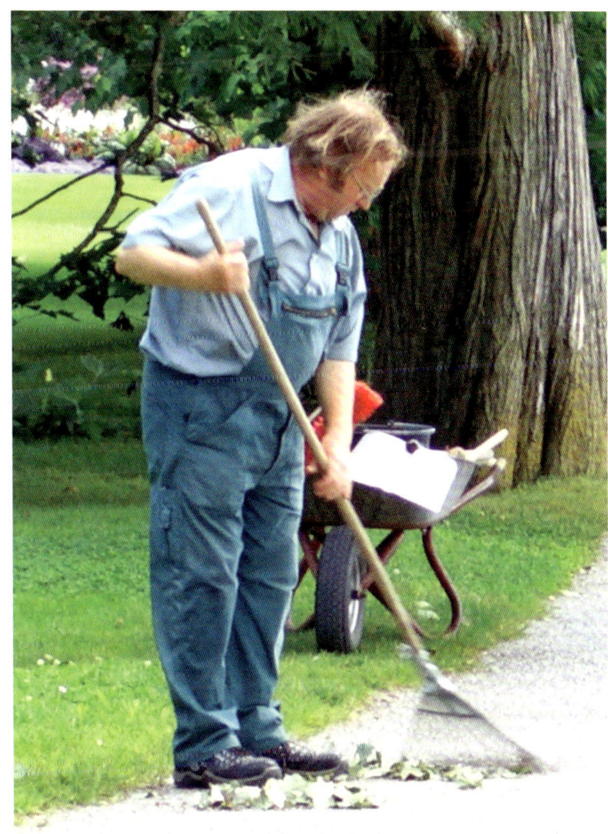

Für eine einzelne Bewohnerin, die dasitzt und ständig an der Tischdecke nestelt, kann ein Geschirrtuch eine Herausforderung sein. Vielleicht legt sie es ohne Aufforderung von selbst zusammen. Tut sie nichts damit, hilft ein einfacher Bewegungsvorschlag mit entsprechender Demonstration, zum Beispiel das Tuch fest zusammenknüllen und wieder aufspringen lassen oder das Tuch auf dem Tisch liegend mit den Fingern nur einer Hand zu einem Knäuel zusammenschieben.

Allein die Fingerbewegung macht schon wach und fördert die Hirndurchblutung.

Bewegen bei eingeschränkter Mobilität

Viele hochaltrige Menschen leben in einer Situation extremer Reizarmut. Das trifft insbesondere dann zu, wenn sie pflegebedürftig und in ihrer Mobilität eingeschränkt sind. So geraten Betroffene oft in einen Teufelskreis. Sie bewegen sich aufgrund krankheitsbedingter Einschränkungen nur noch selten und haben einen kleinen Aktionsradius. Dabei spielen Schmerzen eine große Rolle. Wer unter Schmerzen leidet, bewegt sich kaum noch. Und die Bewegungsarmut führt dazu, dass die Schmerzen sich weiter verstärken.

Wer sich kaum (fort-)bewegt und immer mehr Zeit in den eigenen vier Wänden verbringt, erhält weniger Anregung. Die Wahrnehmung wird nur noch minimal stimuliert. Interessen lassen nach, Auseinandersetzung mit anderen Menschen findet kaum noch statt. Kein Wunder also, wenn so die geistige Leistungsfähigkeit allmählich auf ein Minimum absinkt.

Umgekehrt erfährt ein alter Mensch, der aktiv ist, sich – möglichst in Gruppen – wechselnden Aufgaben stellt, nicht nur Anerkennung von anderen Menschen, sondern er muss sich auf seine Mitmenschen einstellen, bekommt Impulse, weckt neue Interessen. Kurz, er nimmt mehr oder weniger intensiv am Leben in der Gemeinschaft teil.

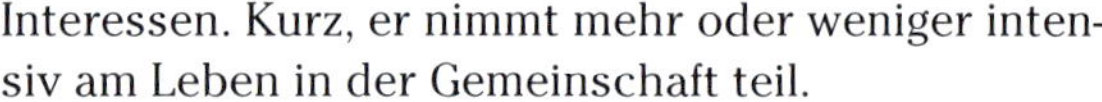

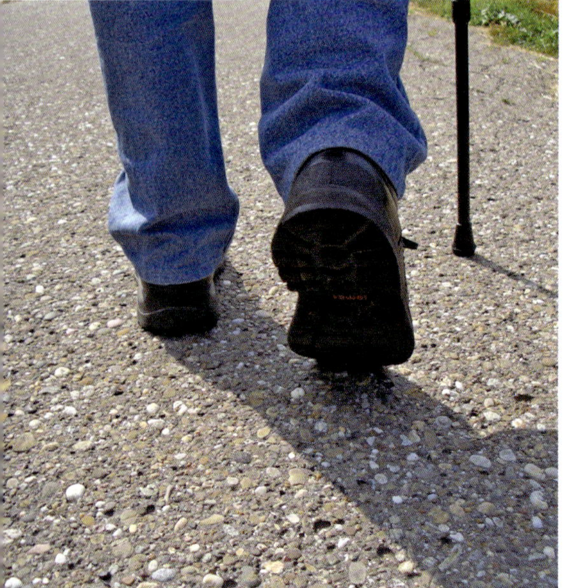

Entscheidend ist im hohen Alter keineswegs das Ergebnis, das jemand zustande bringt. Schließlich will und muss sich niemand mit anderen messen, Siege erringen oder Rekorde aufstellen. Es geht nicht darum, eine absolute, mess- und vergleichbare Leistung zu erbringen wie im Spitzensport. Dennoch steht Leistung sehr wohl im Mittelpunkt. Es ist Ziel, eine bestimmte Leistung zu erbringen, aber eine persönliche. Das heißt jeder vergleicht sich nur mit sich selbst und nicht mit anderen. Wer die Ergebnisse seiner Bemühungen beobachtet, Veränderungen bewusst wahrnimmt und dabei registrieren kann, dass sich die eine oder andere Fähigkeit über längere Zeiträume hin verbessert, ist motiviert, die Anstrengungen fortzusetzen.

Klar, dass ein Mensch mit neunzig Jahren nicht mehr so beweglich ist wie mit zwanzig. Darauf kommt es

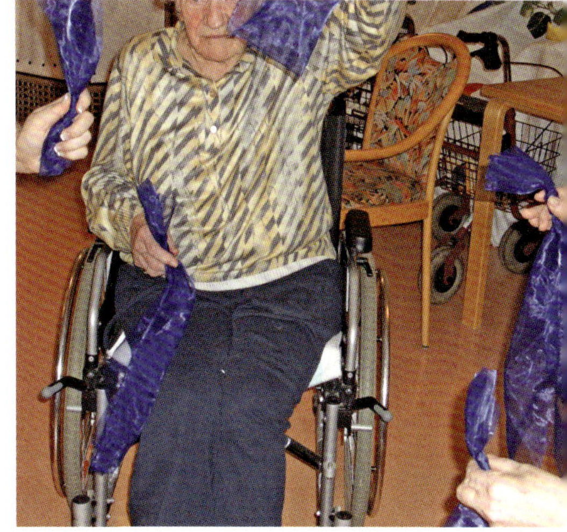

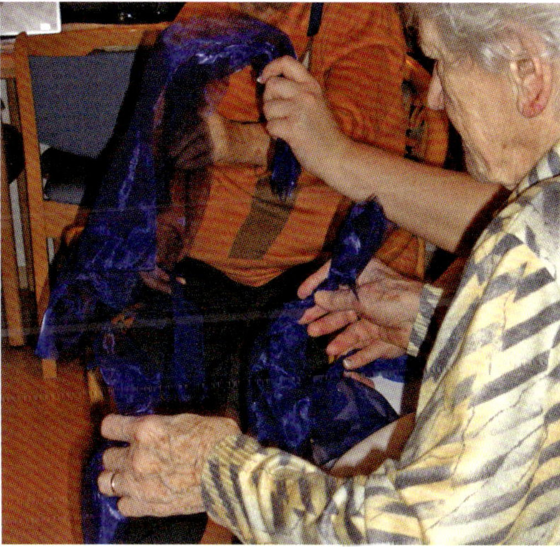

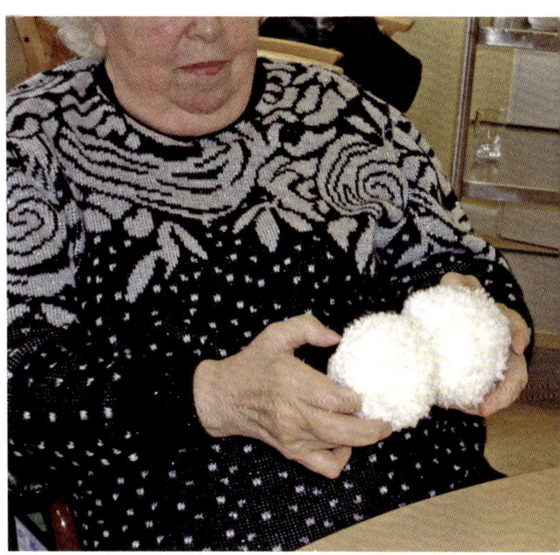

auch nicht an. Aber Vorhandenes zu nutzen, Fähigkeiten nicht verkümmern zu lassen, sondern sich im Gegenteil immer wieder zu fordern, das ist durchaus wichtig. Eigene Grenzen ausprobieren. Nicht mit Mittelmaß zufrieden sein, sondern sich wirklich anstrengen, das ist wichtig. Wer sich mit weniger zufrieden gibt, quasi nur mit halber Kraft läuft, wird seine eigene Leistungsfähigkeit niemals erfahren.

Im Rahmen der eigenen – noch vorhandenen – Möglichkeiten immer wieder bis an die Grenzen gehen, sich bewusst belasten, das ist notwendig, wenn das Training wirken soll.

Ist jemand dazu bereit, dann spielt es überhaupt keine Rolle, ob die Betreffende noch allein gehfähig ist oder ob sie dazu Hilfsmittel benötigt. Lieber mit Gehstock oder Rollator gehen, als sitzen bleiben. Lieber langsam, Schritt für Schritt dem Ziel näher kommen als stets auf demselben Platz zu verharren. Lieber mit kurzen Strecken anfangen, zwischendurch ausruhen und nach einer kleinen Pause weitergehen als überhaupt nicht losgehen. Lieber die Gehbewegungen nur noch sitzend auf dem Stuhl durchführen als die Füße hochlegen.

Dasselbe gilt für andere Übungen. Wenn zum Beispiel die Beweglichkeit eingeschränkt ist, weil die Schulter schmerzt, dann sollte sie eben nicht völlig ruhiggestellt, sondern so weit bewegt werden, wie das schmerzfrei möglich ist. Wen stört es, wenn ein alter Herr in der Gruppe seinen Arm nicht so weit in die Höhe heben kann wie die Dame neben ihm? Hauptsache, er bemüht sich darum und führt die Bewegung so aus, wie es ihm möglich ist.

Für das Kopftraining ist niemals das Ergebnis ausschlaggebend, sondern der Weg dorthin. „Nicht können müssen, sondern üben dürfen" sollte deshalb das Motto heißen. Beruhigend zu wissen: Das Training fürs Gehirn ist gerade dann besonders intensiv, wenn eine Übung noch nicht fehlerfrei klappt.

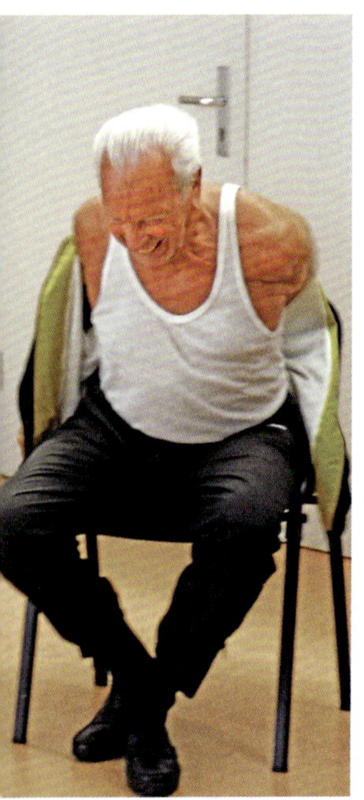

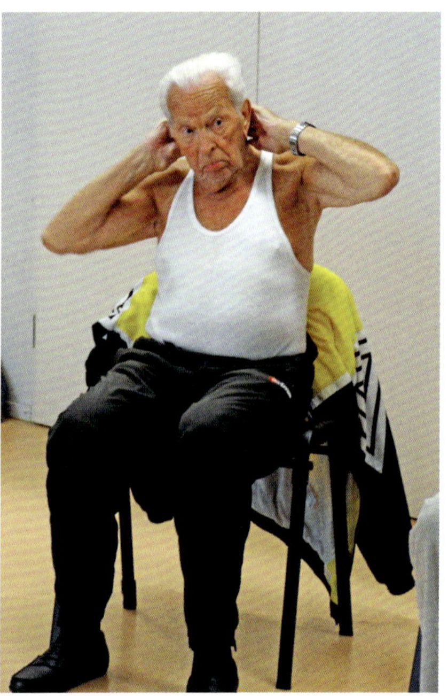

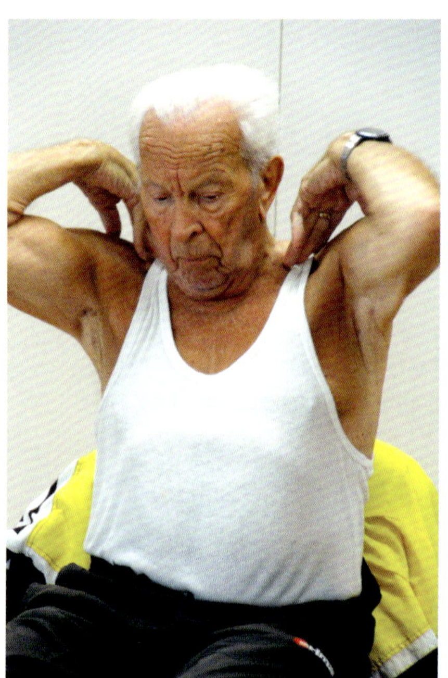

Gelingt dagegen eine Aufgabe völlig korrekt und weitgehend ohne geistige Anstrengung, muss eine neue Herausforderung gefunden werden. Dabei muss die nächste Aufgabe nicht zwingend schwieriger oder komplexer, doch zumindest anders sein, um den Kopf in Schwung zu bringen.

Im Übrigen muss es nicht immer die belastungsintensive, ausladende Körperaktivität sein. Selbst kleinste Bewegungen der Finger und Hände zeigen enorme Wirkung. Schon wenn jemand nur die Miene zu einem Lachen verzieht, sind immerhin 17 Gesichtsmuskeln im Einsatz und fördern die Durchblutung des Gehirns.

Ein Weg, sich Anregung zu verschaffen, die eigene Mobilität – und damit ein wichtiges Stück Selbstständigkeit – zu erhalten oder sogar hinzuzugewinnen, ist Bewegung. Wird die Bewegung zielgerichtet ausgewählt, kann sie sogar gleichzeitig optimal das Gehirn trainieren. Und das ganz ohne Bleistift und Papier und ohne jegliches Vorwissen.

Welche Bewegungen in welcher Situation sinnvoll sind, darüber gibt das nachfolgende Kapitel „Was Bewegung bringt“ Auskunft.

Was Bewegung bringt

Sich bewegen ist eine Schlüsselkompetenz. Es gehört zu den „Aktivitäten und existentiellen Erfahrungen des Lebens" (AEDL) nach Monika Krohwinkel und steht dort in der Hierarchie an zweiter Stelle nach dem Kommunizieren. Sich bewegen zu können, ist wesentliches Merkmal von Lebewesen. Es ist Ausdruck von Leben.

Bewegungsfähigkeiten werden benötigt, um Kontakt mit anderen Menschen und mit der Umwelt aufzunehmen. Gesten, Schauen und Wahrnehmen, Entscheiden und Handeln sind immer eng mit dem Bewegen oder Bewegt werden verbunden. Der Begriff Bewegungsfreiheit drückt im doppelten Sinn die Bedeutung aus.
Sich (fort-)bewegen können heißt

- sich weiterentwickeln,
- unabhängig sein,
- frei sein,
- entscheiden können.

Ähnliches gilt für das Denken. Es ist ebenso als Schlüsselkompetenz anzusehen. Beide Fähigkeiten beeinflussen stark das Selbstwertgefühl und die Lebenszufriedenheit.

Aktuelle Studien zeigen, dass das Gehirn – entgegen früheren Überzeugungen – sich ein Leben lang quasi selbst überarbeitet. Es ist davon auszugehen, dass bis ins hohe Alter hinein jeden Tag neue Nervenzellen sprießen. Dieses Phänomen ist unter der Bezeichnung adulte Neurogenese bekannt und leitet sich ab aus Erkenntnissen, die an Mäusen gewonnen wurden. Diese neuen Nervenzellen lassen sich leichter stimulieren als alte. Bei entsprechender Aktivität bilden sie leichter als alte Neurone Verbindungen, so genannte Synapsen. Neu gebildete Nervenzellen, die nicht gefordert werden, gehen dagegen wieder zugrunde.
Förderlich sind

- körperliche Aktivität,
- geistige Aktivität und
- soziale Kontakte.

So gefordert, möglichst sogar in Kombination der drei Bereiche, bilden sich so genannte neuronale Netze. Diese Verknüpfungen sorgen dafür, dass das Denken schneller und die sprichwörtliche lange Leitung vermieden wird.

Doch Bewegung bringt noch viel mehr Effekte:

- Mehr Sauerstoff und Nährstoffe werden ins Gehirn transportiert.
- Neue, kleine Blutgefäße bilden sich im Gehirn.

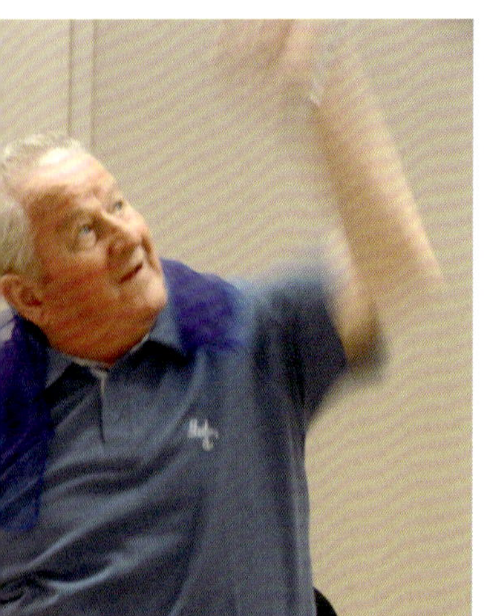

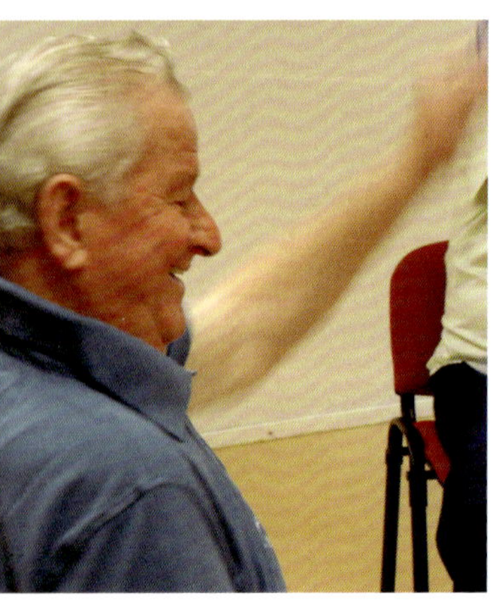

- Neubildung von Gehirnzellen wird unterstützt.
- Wachstum und Verschaltung von Neuronen werden gefördert.
- Die Gewebedichte wird höher.
- Die Wachheit wird gefördert.
- Lebensfreude und Antrieb erhöhen sich.
- Das Risiko für Demenz wird geringer.

Da lohnt sich das Trainieren immer!

Ausdauer für schnelles Denken

Ausdauertraining – was ist das?

Beim Ausdauertraining kommt das Herz-Kreislauf-System in Schwung. Das geht am besten in der Fortbewegung. Zu den klassischen Ausdauersportarten zählen unter anderem Joggen / Laufen, Walking und Nordic Walking, Wandern, Spazieren gehen, Schwimmen, Rad fahren und Tanzen.

Leider bereiten genau diese Aktivitäten gerade in der Altenpflege Probleme. Hochaltrige und in ihrer Bewegung eingeschränkte Personen können diese Bewegungsformen nur begrenzt ausführen. Näheres dazu, wie ein Training trotzdem gelingen kann, siehe S. 24/25.

Wirkungen von Training

Die Effekte von Ausdauertraining auf das Gehirn sind so immens, dass um jeden Preis versucht werden sollte, alte Menschen dazu zu bringen.

Schon einfaches Spazierengehen erhöht nachweislich die Hirndurchblutung um 20 Prozent. Intensivere körperliche Betätigung wie Joggen steigert die Durchblutung sogar um ca. 30 Prozent.

So werden Sauerstoff und Nährstoffe ins Gehirn transportiert. Das bedeutet einen Energieschub für den Kopf. Solche Betätigung ist also sinnvoll, vor allem vor besonderen geistigen Herausforderungen.

Außerdem wirkt sich Bewegung mit dem Schwerpunkt Ausdauer auf die Gewebestruktur des Gehirns aus. Die alternsbedingten Verluste an Gewebedichte sind bei so trainierten Menschen geringer als bei Anderen. Die Neubildung von Nervenzellen wird ebenso unterstützt wie deren Verknüpfung untereinander.

Wer regelmäßig die Ausdauer trainiert, kann seine Aufmerksamkeit besser steuern. Es fällt leichter, Ziele zu setzen und zu verfolgen, mehrgliedrige Handlungen wie Tisch decken oder Ähnliches zu planen und auszuführen und sich selbst zu beobachten. Diese Fähigkeiten helfen, den Alltag besser zu bewältigen, Wichtiges von Unwichtigem zu trennen und Entscheidungen zu treffen.

Kurz:
Ausdauertraining
- ***verbessert die Informationsverarbeitung.***
- ***sorgt für mehr Schnelligkeit im Denken.***
- ***erleichtert die Durchführung mehrteiliger Handlungen.***
- ***stärkt die Strukturen des Gehirns.***

Trainingsmöglichkeiten

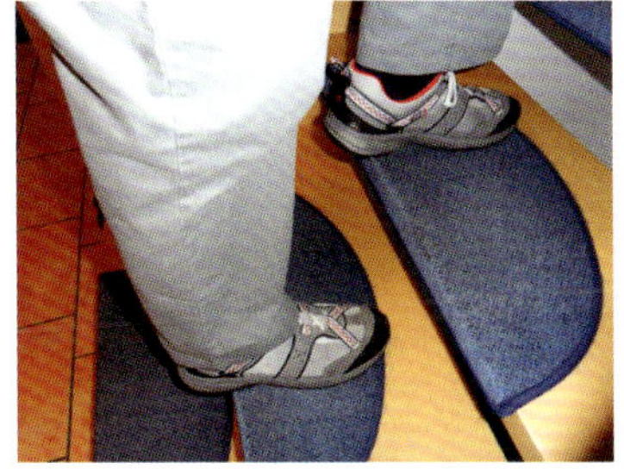

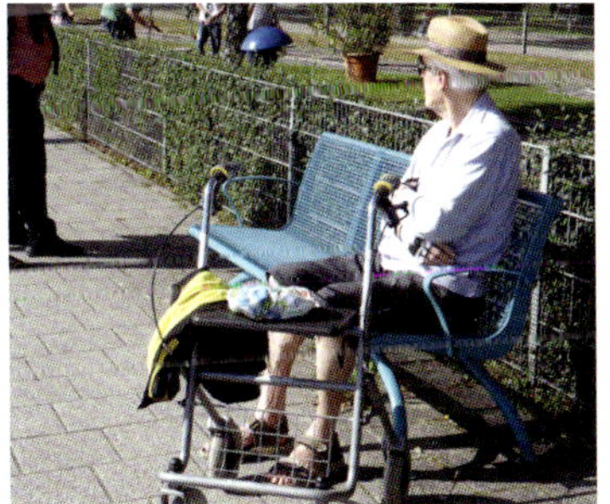

Spazieren gehen und Tanzen sowie Rad fahren oder Schwimmen sind Bewegungsformen, die auch hochaltrige Menschen bei entsprechendem Training grundsätzlich ausüben können.

Doch müssen hier – vor allem zu Beginn des Trainings – häufig andere, hinführende Formen gefunden werden.

Wer sich wochen-, monate- oder sogar jahrelang nicht fortbewegt hat, wird nicht gleich lange spazieren gehen. Aber auch die längste Wanderung beginnt bekanntlich mit dem ersten Schritt. Fort-Schritte im wörtlichen Sinn lassen sich oft nur langsam erzielen. Entscheidend ist jedoch, überhaupt damit zu beginnen. Die ersten Schritte im Zimmer – vom Bett bis zu einem Stuhl, beim nächsten Mal ein bisschen weiter, irgendwann bis ins Bad. In einer späteren Trainingseinheit bis auf den Flur, irgendwann ins Freie usw.

Ähnliches gilt fürs Treppen steigen. Mit dem Einzug in ein Pflegeheim endet für viele Menschen die Notwendigkeit, Stufen zu bewältigen. Hier ist alles rollstuhlgerecht eben bzw. per Fahrstuhl zu erreichen. Dabei sollte regelmäßiges Treppensteigen unbedingt zum alltäglichen Bewegungsprogramm gehören. Da ist nicht nur die Ausdauer gefordert, sondern gleichzeitig sind Kraft und Gleichgewicht gefragt – beides wichtige Fähigkeiten im Alltag und gleichzeitig eine Form von Sturzprophylaxe.

Tanzen in seiner traditionellen Form ist sicher nicht mehr allen alten Menschen möglich. Aber Tanzen ist eine gesellschaftlich gepflegte Bewegungsform, die auch von eher sportfernen Zielgruppen ausgeübt wird. Von schwungvoller Musik lässt sich sogar ein Bewegungsmuffel motivieren. Und einer Einladung zum Tanztee folgt so mancher Senior gern.

Dabei muss es nicht immer Gesellschaftstanz sein. Viele weitere Formen wie Square- und Line Dance finden ihre Anhänger. Und in der Seniorenarbeit sehr ver-

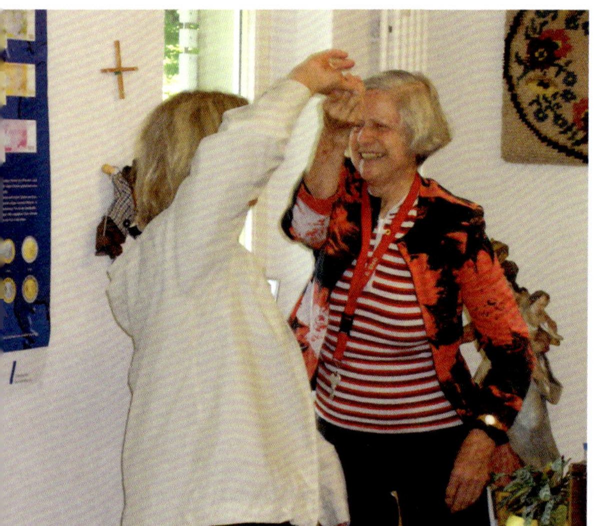

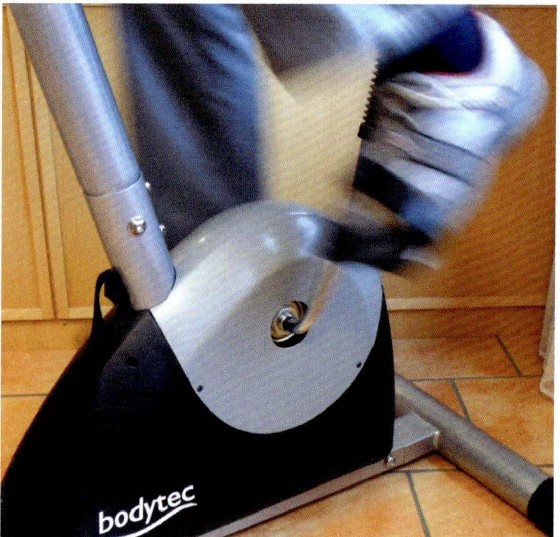

breitet: der Sitztanz für alle diejenigen, die nicht mehr in der Fortbewegung trainieren können.

Die Musik trägt nicht nur zur guten Stimmung bei. Sie ist gleichzeitig ein guter Messpegel für die Dauer der körperlichen Betätigung. Wird die Dauer der ausgewählten Musikstücke allmählich gesteigert, erhöht sich meist gleichzeitig der Zeitraum körperlicher Belastung, denn wer hört schon freiwillig vor dem Ende auf?

Bei all diesen positiven Seiten des Tanzens ist außerdem zu bedenken, dass es nicht nur die Ausdauer trainiert, sondern gleichzeitig koordinative Fähigkeiten und Gedächtnis übt.

Wer im hohen Alter und noch dazu pflegebedürftig ist, begibt sich in der Regel selten aufs Rad. Dabei ist das Rad fahren eine oft biografisch geprägte und im Langzeitgedächtnis gespeicherte Bewegung. Zahlreiche Spezialfahrrad-Modelle bieten Möglichkeiten, mit unterschiedlichsten Bewegungseinschränkungen diese Aktivität auszuüben.

In der (Pflege-)Praxis sicherer und einfacher einzusetzen sind jedoch Heimtrainer. Diese Möglichkeit wird zwar bisher eher selten genutzt, ist aber im Hinblick auf gezieltes Ausdauertraining eine ideale Form. Vielseitig, weil für Bein- und Armtraining nutzbar, sind so genannte Bettfahrräder, häufig angeboten als Bettbike. Diese relativ preiswerten Geräte können bei bestimmten Krankheitsbildern sogar vom Arzt verordnet werden.

Kurz:
Sinnvolle Ausdauer-Trainingsmöglichkeiten bieten vor allem

- ***Gehen, zu Beginn auch kurze Strecken,***
- ***Treppen steigen,***
- ***Tanzen – auch im Sitzen,***
- ***Rad fahren – auch mit einem Bettfahrrad.***

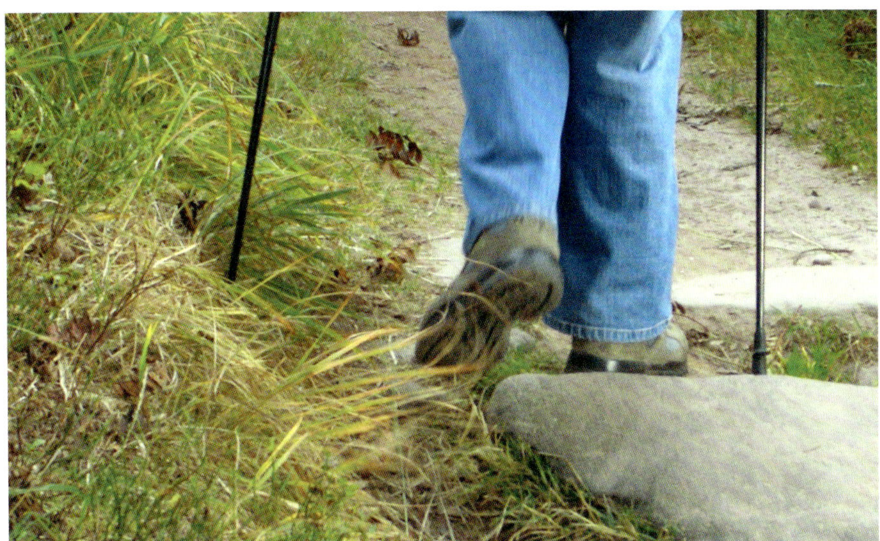

Belastungsdosierung

Für hochaltrige Menschen, noch dazu bei bestehender Pflegebedürftigkeit, gelten nicht die im Sport üblichen Formeln, um zu errechnen, wie die Belastung richtig dosiert wird. Hier ist der Einfachheit halber in der Praxis davon auszugehen, dass Trainingseffekte zu erzielen sind, wenn eine stoffwechselrelevante Aktivität erfolgt. Das bedeutet, die Menschen müssen die Belastung spüren und sich anstrengen, ohne sich zu überfordern.

In der Regel haben alte Menschen ein intaktes subjektives Empfinden der Belastung und können äußern, wie sie sich fühlen. Sie sollten sich keineswegs völlig verausgaben bis zur Erschöpfung. Aber sie sollten sich anstrengen.

Zusätzlich müssen Pflegende oder andere Betreuungspersonen gut beobachten. Dabei sollten sie auf Veränderungen während der Aktivität achten. Ändert sich die Gesichtsfarbe? Können die Aktiven noch sprechen? Wie ist der Atemrhythmus? Schwitzen die Betreffenden? Erhöht sich die Pulsfrequenz? usw.

Meist ist die Gefahr der Unterforderung höher als die der Überforderung. Also: nicht allzu zögerlich an das Training herangehen!

Beim Gehen lässt sich die körperliche Belastung anpassen über

- Schrittfrequenz,
- Armeinsatz,
- Geräte und Hilfsmittel (Stöcke, kleine Handtrainer mit Noppenprofil – Brasils ...),
- Tempo,
- Strecke (Länge, Steigung, Wegbeschaffenheit ...),
- Dauer.

Sind die ersten Schritte gemacht, lässt sich mit diesen „Stellschrauben“ die Intensität der Belastung steuern.

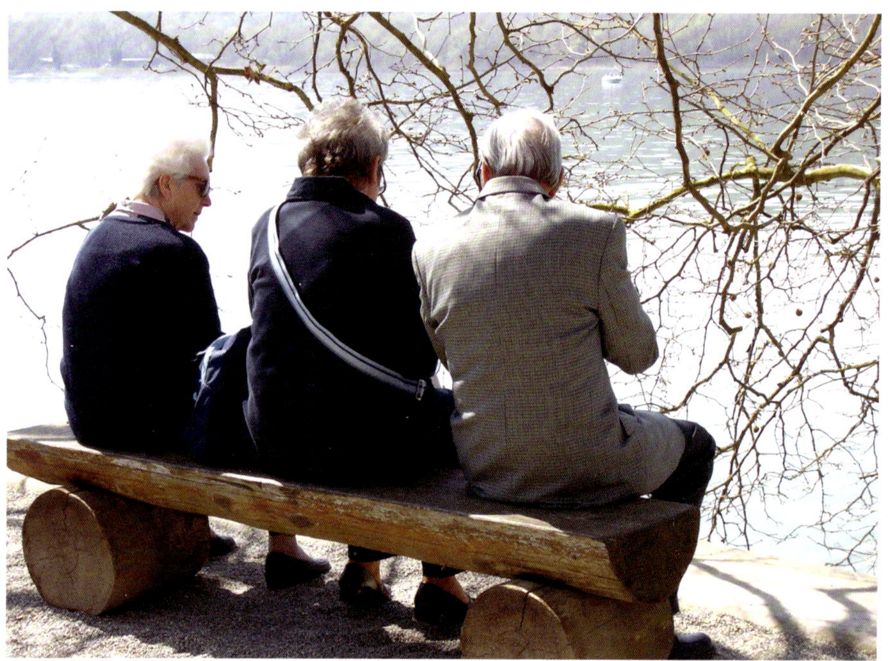

Achtung!
Vorsicht ist geboten bei Personen, deren Herzfrequenz bei Bluthochdruck oder koronarer Herzkrankheit medikamentös gesenkt wird. Hier ist es nötig, das Training mit dem behandelnden Arzt abzusprechen.

Besonders effektiv ist das Training, wenn es in freier Natur stattfindet. Die Vorteile sind:

- Zusätzlicher Sauerstoff.
- Ständig wechselnde Reize, neue Impulse durch Fortbewegung und daher stetige Umgebungswechsel. › Sinne werden stimuliert.
- Anpassen an wechselnde Untergründe nötig (Gras, Sand, Asphalt ...).
- Anpassen an wechselnde Lichtverhältnisse, Wetter ...
- Natur beeinflusst die Seele positiv. › Stimmung.
- Düfte aus der Natur werden wirksam › Emotion, Stressabbau …

Also: Öfter mal raus ins Freie gehen – in den Garten, einen nahe gelegenen Park oder notfalls nur auf den Balkon.

Was tun bei eingeschränkter Gehfähigkeit?

Bei Menschen mit Bewegungseinschränkungen ist ein Ausdauertraining schwieriger zu realisieren als bei anderen. Hier gelten die folgenden Regeln:

- Mit kurzen Sequenzen beginnen und Strecken langsam steigern.
- Steigerungen – auch von wenigen Metern – aufzeigen und als Erfolg bewusst machen! Eventuell Markierungen mit Klebeband anbringen, um Motivation zu schaffen. Damit lassen sich Stationen an unterschiedlichen Trainingstagen verdeutlichen.
- Pausen, das heißt Sitzmöglichkeiten, zum kurzen Ausruhen unterwegs schaffen: Stühle, Sitzbänke. Bei sicherem Umgang damit kann auch der Rollator als Sitzmöglichkeit genutzt werden.
- Für Bewegungsunlustige Anreize schaffen, Ziele setzen: zum Beispiel Stationen mit interessanten Aufgaben, attraktiven Gegenständen zum Anschauen …

- Wer sich nicht mehr fortbewegen kann, geht im Stand am Platz, eventuell mit Handfassung an Stuhllehne oder Handlauf.
- Ist das Training im Stand nicht mehr möglich, sollte unbedingt das „Gehen im Sitzen" praktiziert werden: Gehbewegungen unter Einsatz von Beinen und Armen, zum Beispiel begleitet von Marschmusik oder dem Singen eines Wanderlieds. So lassen sich gleichzeitig Atmung und Sprechfähigkeit beobachten, um die Belastungsintensität unter Kontrolle zu halten. Eine andere Möglichkeit ist eine Bewegungsgeschichte, bei der sich die Aktiven pantomimisch auf den Weg machen – durch den Wald, auf den Wochenmarkt …

- Training im Rollstuhl sollte die Ausnahme sein. Dann unbedingt auf korrekten Sitz achten und Fußstützen abnehmen oder einklappen.
- Die Füße sollen beim Training mit der ganzen Sohle den Boden berühren können. Gegebenenfalls Unterlage benutzen (zum Beispiel dicken Katalog, Telefonbuch, flache Kiste …).

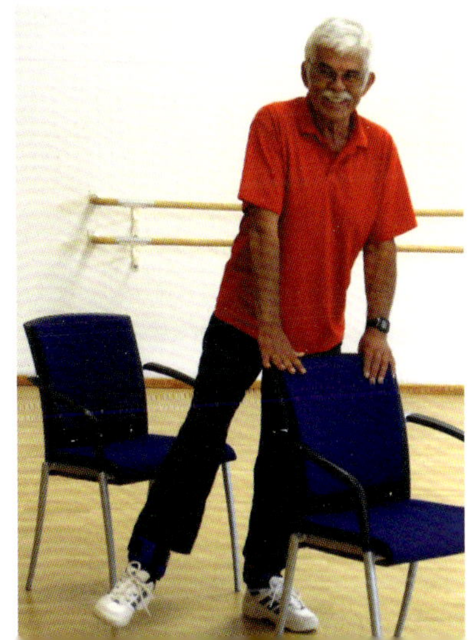

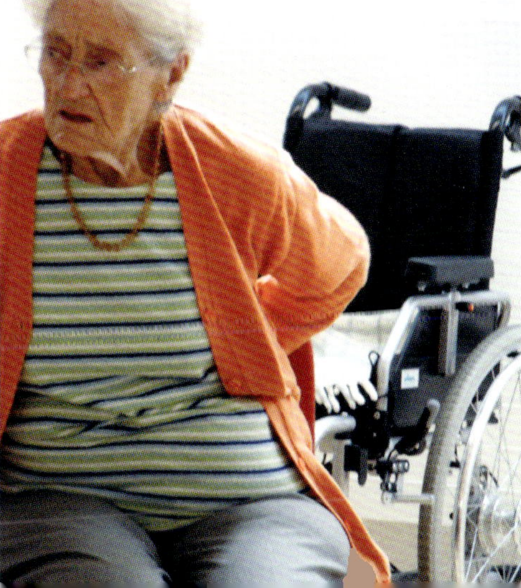

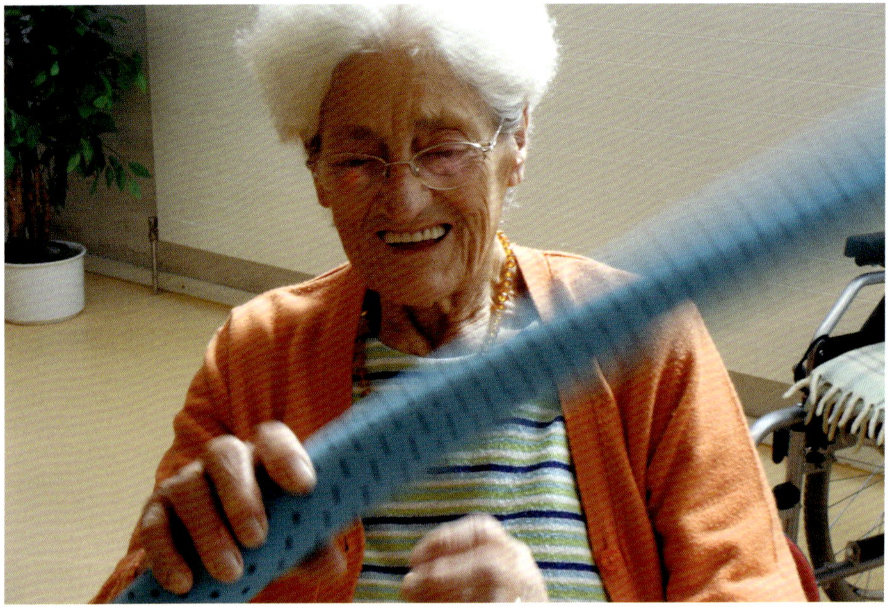

- In der Regel sollten aktive und passive Rollstuhlfahrer auf einen gewöhnlichen Stuhl umgesetzt werden. Das ist bereits Teil eines Bewegungstrainings. Zusätzlich sorgt diese Maßnahme für ein besseres Körpergefühl. Und in einer gemischten Bewegungsrunde muss sich niemand als etwas Besonderes fühlen. Sitzen alle auf gleichen Stühlen, schafft das ein Stück Normalität.

Koordination für leichtere Alltagsbewältigung

Im Alltag sind ständig koordinative Fähigkeiten gefordert: beim Anziehen, beim Eingießen von Getränken, beim Orientieren und Drehen im Raum usw.

Was ist Koordination?

Koordination ist eine motorische Basisfähigkeit. Sie wird benötigt, um ziel- und zweckgerichtete Bewegungen zu regulieren. Jede scheinbar einfache Bewegung setzt sich aus mehreren Einzelaktionen und deren Koordination zusammen. Dafür ist das harmonische Zusammenspiel mehrerer Muskeln, gesteuert von verschiedenen Zentren im Gehirn, nötig. Es handelt sich um ein komplexes System von Informationsaufnahme, -verarbeitung, -speicherung und -abgabe. Soll die Bewegung gelingen, muss

es ein geordnetes Zusammenwirken von sensorischer Informationsaufnahme, Nervensystem und Muskeln geben.
Zur motorischen Koordination gehört eine Vielzahl unterschiedlicher Fähigkeiten, zum Beispiel

- Orientierungsfähigkeit.
- Differenzierungsfähigkeit / Bewegungsgefühl.
- Gleichgewichtsfähigkeit.
- Reaktionsfähigkeit.
- Rhythmisierungsfähigkeit.
- Kopplungsfähigkeit.
- Umstellungsfähigkeit ...

Im höheren Alter sind diese Prozesse oft beeinträchtigt durch Einschränkungen der Wahrnehmung. Wer schlecht sieht oder hört hat häufig Probleme, bestimmte Tätigkeiten im Alltag auszuführen. Gezieltes Training kann jedoch deutliche Verbesserungen bringen.

Wirkungen von Training

Mit fortschreitendem Lebensalter lässt im normalen Alternsverlauf ohne gezieltes Training die koordinative Leistungsfähigkeit nach. Aber durch Training kann sie im Wesentlichen erhalten, im Einzelfall sogar erheblich verbessert werden. Doch durch ihre Komplexität ist die Koordination – anders als andere konditionelle Fähigkeiten – nicht in ihrer Gesamtheit messbar. Umso wichtiger sind Eigenbeobachtung und das Wahrnehmen von Veränderungen.

Wer eine gute Umstellungsfähigkeit hat und schnell reagieren kann, reduziert gleichzeitig die Gefahr von Unfällen. Eine gute Koordination entlastet auch Organsysteme, vor allem Herz und Kreislauf. Je besser die Bewegungskoordination eines Menschen, desto weniger Kraft und Ausdauer muss er für die Bewegungsausführung aufwenden. Umgekehrt kann bei gravierenden koordinativen Leistungsminderungen der Alltag massiv beeinträchtigt werden.

Forschungsergebnisse zeigen, dass Koordinationstraining eine größere Leistungsfähigkeit im Bereich des Frontalhirns bringt. Dort vollzieht sich alles, was mit Denken, Planen und Entscheiden zu tun hat. Mit gezieltem Training lässt sich vor allem die Genauigkeit beim Bearbeiten von Denkaufgaben verbessern. Außerdem ist zu beobachten, dass das Training zu einer besseren Steuerung der Aufmerksamkeit führt.

Weitere, insbesondere für alte Menschen wichtige, Wirkungen eines Koordinationstrainings sind bessere visuelle Wahrnehmung und so eine verbesserte räumliche Orientierung. Zusätzlich haben koordinativ trainierte Menschen ein intensiveres Körpergefühl und eine konkretere Vorstellung von der Position des Körpers im Raum. Das ist vor allem im Hinblick auf Sturzgefahr ein wesentlicher Aspekt.

Insgesamt können Menschen, die regelmäßig ihre koordinativen Fähigkeiten trainieren, solche kognitiven Aufgaben leichter und besser lösen, die Aufmerksamkeit und den Umgang mit visuellen und räumlichen Informationen erfordern.

Kurz:
Koordinationstraining bringt
- ***mehr Genauigkeit beim Denken,***
- ***größere Leistungsfähigkeit im Frontalhirn,***
- ***bessere Steuerung der Aufmerksamkeit,***
- ***bessere visuelle Wahrnehmung,***
- ***bessere räumliche Orientierung,***
- ***bessere Orientierung des Körpers im Raum.***

Trainingsmöglichkeiten

Ein Training der motorischen Koordination ist immer gleichzeitig ein geistiges Training, denn die verschiedenen Wahrnehmungssysteme mit den Sinnesorganen sind daran ebenso beteiligt wie das gesamte zentrale Nervensystem. Eine gute Koordination wird tagtäglich in einer Vielzahl von Alltagssituationen benötigt. Vom Entwicklungs-

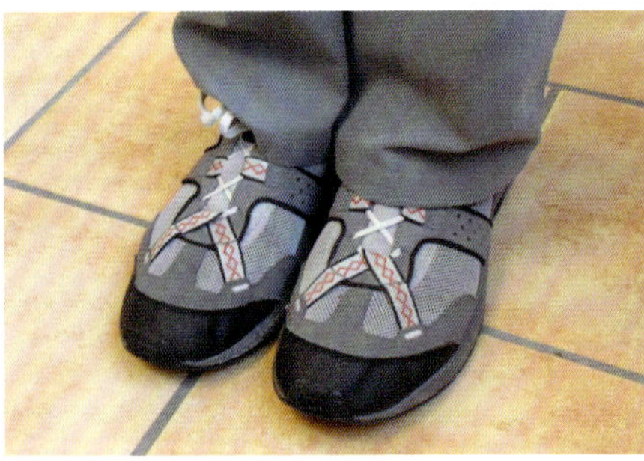

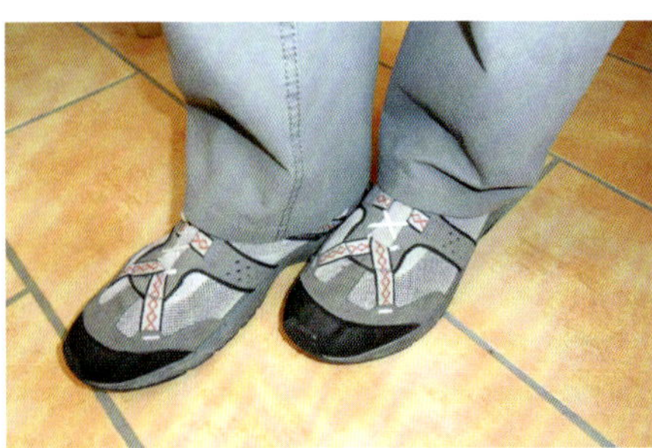

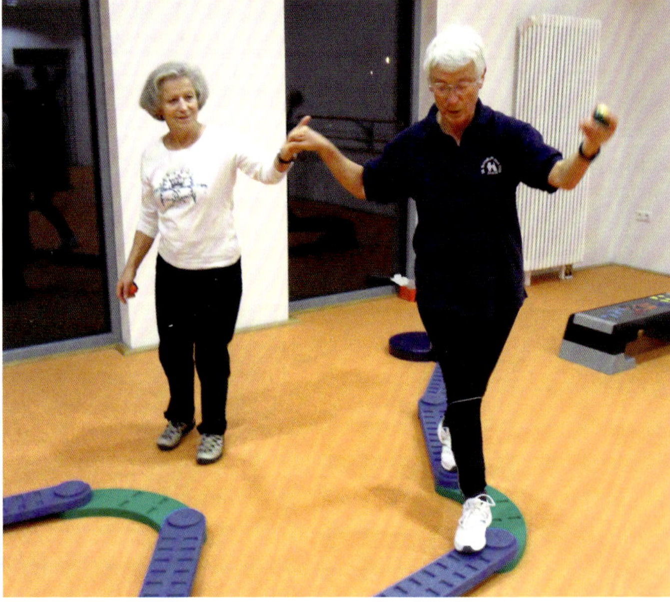

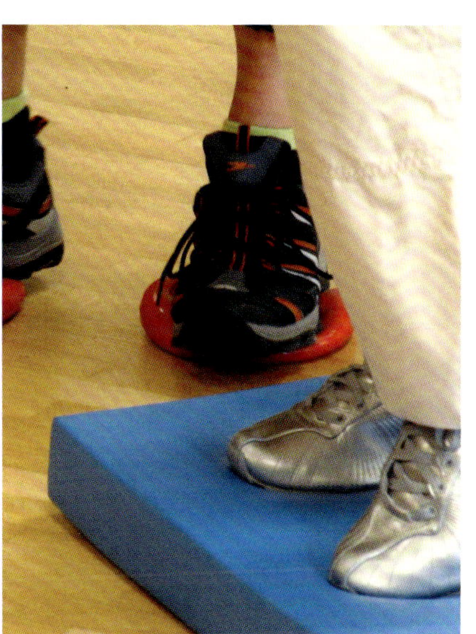

niveau der Koordination hängt u. A. die Bewegungssicherheit des Menschen ab. Gute koordinative Fähigkeiten können ein Gefühl der Selbstsicherheit vermitteln und sich positiv auf Wohlbefinden und Selbstbewusstsein auswirken.

Der Alltag mit seinen vielseitigen Anforderungen bietet zahlreiche Möglichkeiten, unterschiedliche koordinative Fähigkeiten zu üben:

- Viele (Pflege-)Situationen nutzen, um das Gleichgewicht zu trainieren, zum Beispiel
- das Stehen, auch auf immer kleinerer Standfläche – geschlossener Stand, Tandemstand, Einbeinstand (siehe dazu S. 50/51 und S. 79).
- das Fortbewegen über wechselnden Untergrund, Zielgehen, Hindernisparcours usw.
- Bei Bewegungsangeboten Geräte und Materialien nutzen. Unterschiedliche Materialien, Größen, Formen und Gewichte erfordern stets neue Anpassung an das jeweilige Gerät. Der Umgang damit hilft, um beim Anziehen, beim Eingießen von Getränken etc. zielgerichtete Bewegungen auszuführen.
- Wiederholt gleiche Materialien und Geräte einsetzen. Das Gehirn betrachtet diese quasi als Werkzeuge und behandelt sie schließlich wie Teile des eigenen Körpers. Es fügt sie gewissermaßen ins Körperbild ein und passt Bewegungen entsprechend an. Das belegen neueste Studien.
- Aktivierungseinheiten regelmäßig mit Bewegungsspielen anreichern, zum Beispiel Ball- oder Reaktionsspielen, bei denen bestimmte Bewegungen mit bestimmten Signalen verknüpft werden (rote Karte = rechten Arm, blaue Karte = linken Arm bewegen usw.).

Doppelaufgaben – Zwei Dinge gleichzeitig tun

In unserer Informationsgesellschaft müssen wir häufig mehrere Dinge auf einmal erledigen. Tatsächlich fällt jedoch genau das dem Gehirn schwer. Ständig gilt es, zwei oder mehr Aufgaben zu gleicher Zeit zu bewältigen: Sich im Straßenverkehr fortbewegen und gleichzeitig auf ruhenden und fließenden Verkehr reagieren. Gehen und dabei telefonieren. Treppen steigen und schon mal den Haustürschlüssel aus der Tasche holen …

In frühen Lebensphasen bemerken wir überhaupt nicht, dass wir bei solchen Aktionen stark gefordert sind. Je älter wir jedoch werden, desto mehr stellen derartige Alltagssituationen Herausforderungen für das Gehirn dar. Die geteilte Aufmerksamkeit – das Konzentrieren auf eine Bewegung zum einen und eine geistige Anforderung zum anderen – fällt mit zunehmendem Alter immer schwerer.

Die Bewegung auszuführen oder das Gleichgewicht zu halten beim Treppe steigen, erfordert Hirnleistung für die Steuerung. Soll dabei noch eine Denkaufgabe erledigt werden, geraten Menschen schnell an ihre Grenzen. Im Alter brauchen Menschen allein zum Lösen der Bewegungsaufgabe mehr Gehirnkapazität als in jüngeren Jahren. Kommt dann etwas hinzu, was geistige Auseinandersetzung nötig macht, tritt schnell Überforderung ein.

Was sind Doppelaufgaben?

Im Zusammenhang mit Sport als Gehirntraining wird unter Doppelaufgaben – oder Dual Tasking – das gleichzeitige Bewältigen einer Bewegungs- und einer Denkaufgabe verstanden.

Beide werden gezielt geübt und dann immer wieder zeitgleich ausgeführt. Sind Bewegungen nach intensivem Üben (wieder) automatisiert, bleibt dem Gehirn mehr so genannte Prozesskapazität übrig. Das heißt, das Gehirn schafft sich so Freiräume, um auf Aktuelles zu reagieren. Ohne Training laufen motorische Leistungen im Alter weniger automatisiert ab und benötigen daher mehr kognitive Ressourcen. Durch regelmäßiges Üben steht anschließend wieder mehr Gehirnkapazität zur Verfügung. So fällt es einem alten Menschen dann leichter, zum Beispiel beim Gehen nach dem Taschentuch zu suchen, ohne deswegen stehen zu bleiben.

Wirkungen von Training

Zur Wirkung eines solchen Trainings im Alter gibt es bisher wenig spezielle Erkenntnisse. Studien haben aber ergeben, dass sich durch ein solches Training sowohl die motorischen Funktionen als auch die Kognition verbessern. Für die Bewältigung beider Aufgaben wird das Gehirn weniger gefordert. Das führt dazu, dass mehr Kapazität vorhanden ist, um auf aktuelles Geschehen zu reagieren. Es ist zu vermuten, dass das für hochaltrige Menschen zu mehr Sicherheit im Alltag führt.

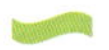

Kurz:

- ***Doppelaufgaben***
- ***lassen sich mit alten Menschen am besten zunächst separat üben – Bewegungs- und Denkaufgabe zunächst getrennt, erst im zweiten Schritt gleichzeitig.***
- ***führen zu mehr Sicherheit im Alltag, wenn Bewegungsaufgaben wie das Gehen automatisiert werden.***
- ***verbessern sowohl Motorik als auch Kognition.***

Trainingsmöglichkeiten

Geeignet sind alle motorischen Aufgaben, bei denen Bewegungsabläufe sich kontinuierlich wiederholen: gehen, klatschen, mit den Fingern trommeln, einen Ball prellen usw.

Die kognitive Herausforderung kann zum Beispiel in Zähl- oder Rechenaufgaben bestehen, es kann sich um Wortfindung nach bestimmten Vorgaben handeln. Andere Möglichkeiten sind, Karten oder andere Gegenstände nach vorgegebenen Merkmalen zu sortieren, ein Rätsel zu lösen oder eine Geschichte zu erzählen. Der Fantasie sind dabei keine Grenzen gesetzt.

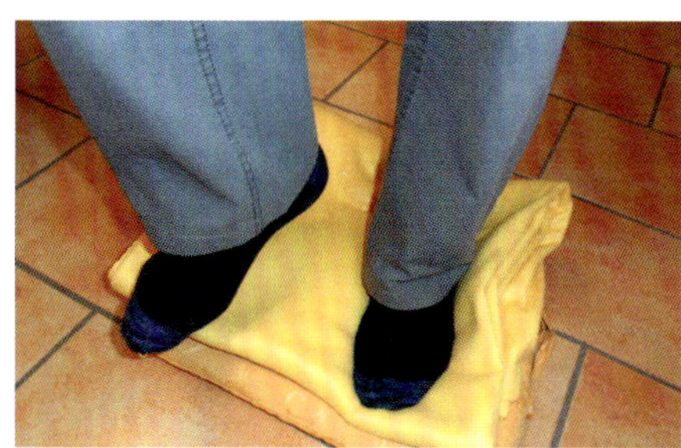

Die Bewegungsaufgabe und die Denkaufgabe werden bei alten Menschen meist zunächst unabhängig voneinander geübt, so dass die Aufgabenstellung jeweils klar ist. Anschließend werden beide Elemente zusammengefügt. Dann gilt es etwa, beim Klatschen das Alphabet aufzusagen oder während einer Gehbewegung im Stand von 100 rückwärts zu zählen und dabei immer 7 abzuziehen.

Richtig schwierig wird es, wenn der Takt beider Aufgaben nicht übereinstimmt, also nicht bei jedem Klatschen, sondern zeitlich unabhängig ein Buchstabe nach dem anderen genannt werden soll.

Noch intensiver scheint das Training zu wirken, wenn Bewegungs- und Denkaufgabe nicht separat, sondern von Anfang an zeitgleich durchgeführt werden. Dann muss die Aufmerksamkeit sich gleich auf zwei Dinge verteilen.

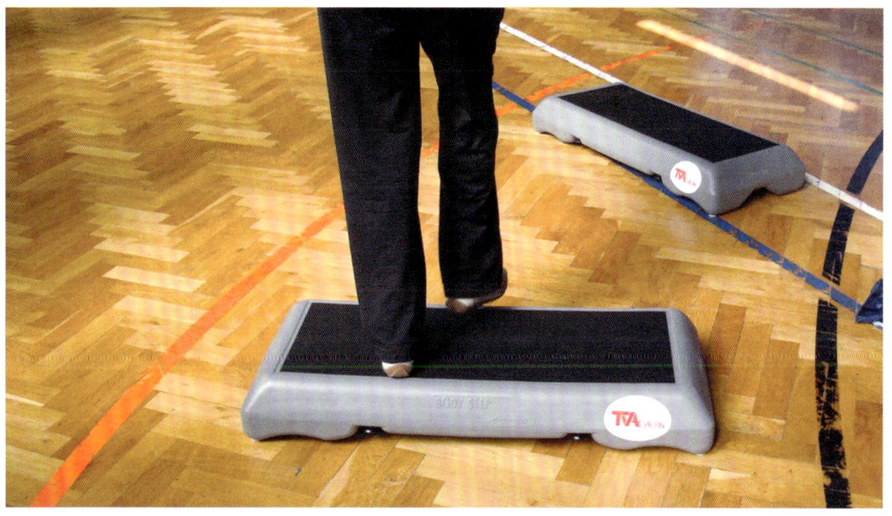

SCHALTZENTRALE GEHIRN

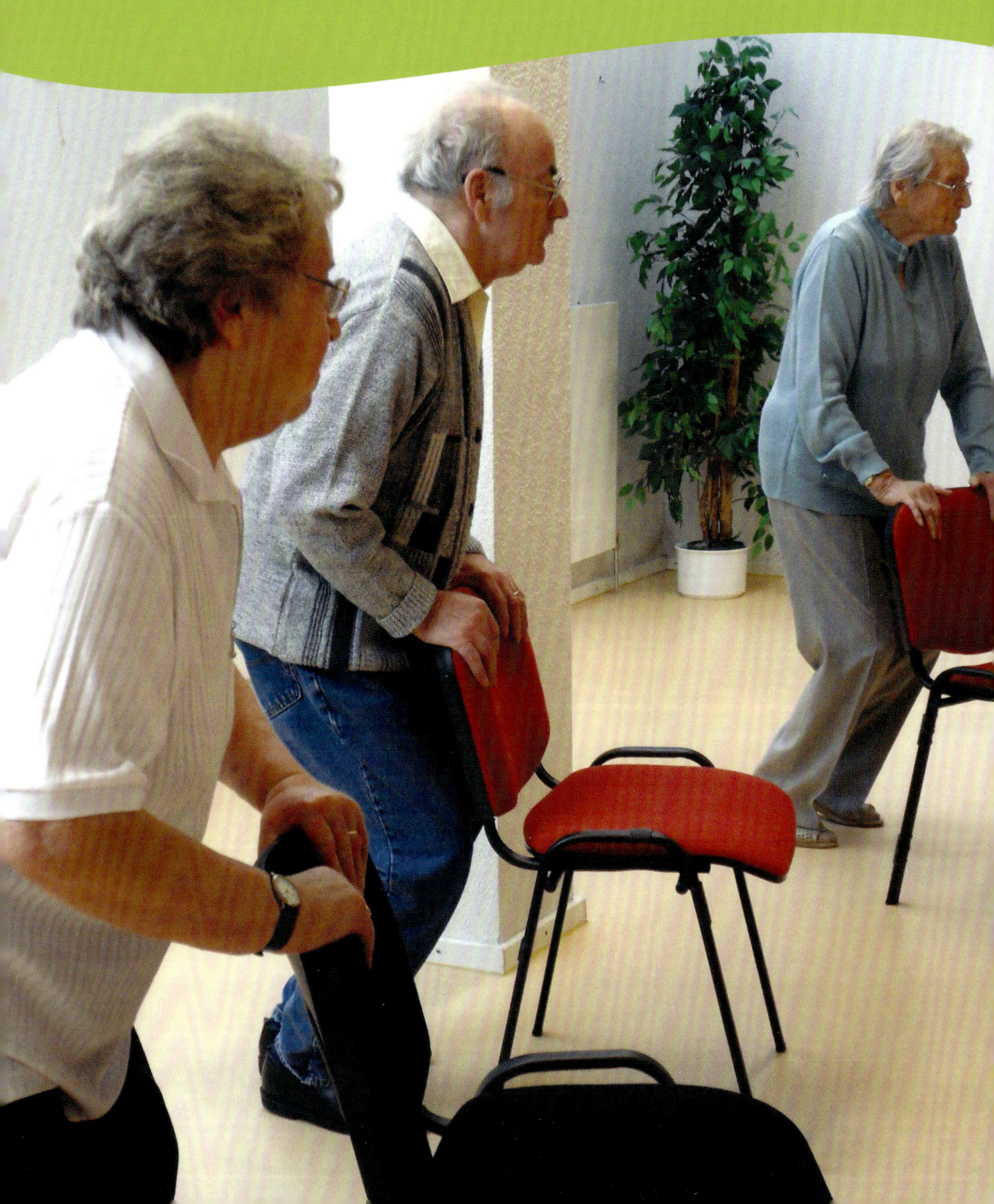

Das menschliche Gehirn ist ein hochkomplexes und einzigartiges System mit scheinbar unbegrenzter Kapazität. Ein gigantisches Netzwerk von mehr als 100 Milliarden Nervenzellen ist Datenspeicher, Großrechner und Steuerungszentrale des gesamten Menschen. Von hier geht alles Leben aus. Jeder Gedanke, jeder Sinnesreiz, jede Bewegung aktiviert das Neuronennetz. Die Nervenzellen nehmen untereinander Kontakt auf. Wie eng das Netz geknüpft ist und wie schnell Impulse weitergeleitet werden, das hängt vor allem von der Beanspruchung des Gehirns ab.

Hirnleistung im Lebenslauf

Im Lauf eines langen Lebens bleibt das Gehirn ständig quasi eine Baustelle. Glaubte die Menschheit noch vor Jahrzehnten, irgendwann im frühen Erwachsenenalter sei das Gehirn fertig und in seinen Strukturen festgelegt, so ist heute klar, dass bis ins hohe Alter hinein Veränderungen stattfinden.

Einflüsse auf geistige Leistung

Wenn es um die Leistungsfähigkeit des menschlichen Gehirns geht, so wirkt dabei eine Vielzahl von Faktoren zusammen. Vor allem die folgenden vier sind entscheidend:

- Genetische Programmierung
- Lebensalter
- Aktivationsniveau/Tagesform
- **Trainingszustand**

Genetische Programmierung und Lebensalter sind Größen, die sich nicht beeinflussen lassen. Das kalendarische Alter kann niemand zurückdrehen. Und hinsichtlich der Gene, die jeder Mensch von seinen Eltern mitbekommt ist ebenso wenig eine Auswahl möglich.

Beim Aktivationsniveau bzw. der Tagesform jedoch kann sich niemand aus der Selbstverantwortung stehlen. Aktivationsniveau bezeichnet die nervösen Erregungszustände des Organismus. Diese bewegen sich zwischen Tiefschlaf auf der einen und Stress auf der anderen Seite. Dazwischen liegen entspannte Wachheit, volle Wachheit und Angespanntheit. Die geistige Leistungsfähigkeit des Menschen ist dann am höchsten, wenn er sich auf einem mittleren Aktivationsniveau befindet, das heißt im Zustand voller Wachheit.

Ziel aller Aktivierungsmaßnahmen – nicht nur – in der Altenpflege muss also sein, den Menschen mehrmals täglich in diesen optimalen Zustand voller Wachheit zu bringen. Das kann geschehen über

- **Bewegen**,
- Denken,
- Ernährung,
- Medikation.

Beim gesunden – und lediglich älter gewordenen – Menschen genügt es, die ersten drei Möglichkeiten hinreichend auszuschöpfen. Wer sich regelmäßig bewegt, sich

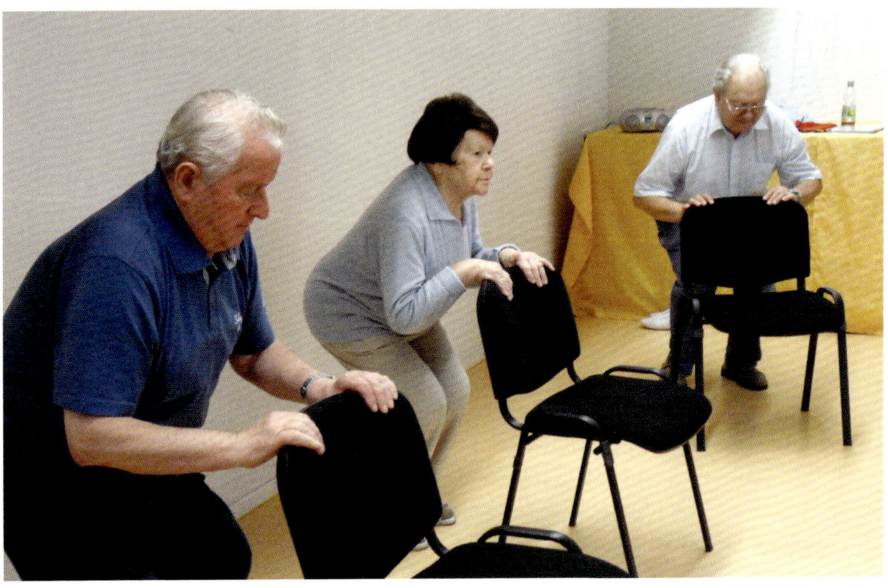

geistigen Aufgaben stellt und außerdem ausgewogen ernährt, hat gute Chancen, ein optimales Aktivationsniveau zu erreichen.

Klar, dass die Tagesform nicht immer gleichbleibend ist. Aber im Durchschnitt sollte im Hinblick auf den Erhalt geistiger Leistungsfähigkeit ein gewisses Maß an Aktivität regelmäßig, das heißt täglich, stattfinden.

Das Eingreifen über Medikamente bleibt der ärztlichen Verordnung vorbehalten und ist nur bei Erkrankungen nötig, nicht einfach aufgrund eines hohen chronologischen Alters.

Wir Menschen haben es sehr wohl in der Hand, mit darüber zu entscheiden, wie gut unser Gehirn funktioniert. Der Trainingszustand als wesentliche Einflussgröße spielt eine entscheidende Rolle. Wer sich täglich viel bewegt und zusätzlich geistige Aufgaben löst, am besten zusammen mit Anderen, leistet einen wichtigen Beitrag zum Erhalt bzw. zur Verbesserung der eigenen Gehirngesundheit.

Veränderungen im Alter

Erste Alterungsprozesse im Gehirn beginnen – ähnlich wie bei Muskeln oder Knochen – schon ab dem 30. Lebensjahr. Was konkret den Alterungsprozess im Gehirn auslöst, ist bis heute nicht eindeutig geklärt. Doch vermutet wird, dass vor allem Unter- und Überforderung dafür verantwortlich sind. Wirklich spürbar werden Veränderungen allerdings meistens erst im höheren Alter.
Hirnalterung ist gekennzeichnet von verschiedenen Phänomenen:

- Gewichtsabnahme (Flüssigkeitsverlust),
- Verringerung des Hirnvolumens, vor allem an den Stellen, an denen kein Training stattfindet,
- Rückbildung von Synapsen (Kontaktstellen zwischen den Nervenzellen),
- Rückbildung von Dendriten (Nervenfortsätzen),
- Rückbildung von Spines (kleine Dornfortsätze auf den Dendriten),
- Veränderung von Botenstoffen für die Informationsweiterleitung.

In der Folge verschlechtert sich alternsbedingt das Arbeitsgedächtnis. Es fällt Menschen schwerer, sich an Dinge zu erinnern, die erst kurze Zeit zurückliegen. Der Zugriff aufs Langzeitgedächtnis ist erschwert. Und Denkprozesse nehmen mehr Zeit in Anspruch. Außerdem fällt es immer schwerer, neue Inhalte zu erlernen.

Die gute Nachricht:
Durch Training lassen sich diese Veränderungsprozesse positiv beeinflussen!

So kann ein trainierter Mensch im hohen Alter sogar leistungsfähiger sein als in früheren Lebensphasen.

Beanspruchungen im Alltag

Das Langzeitgedächtnis funktioniert bei gesunden, alten Menschen in der Regel noch gut, oft sogar besser als in früheren Lebensabschnitten. So kennen viele noch sämtliche Strophen alter Volkslieder oder können lange Balladen rezitieren, die sie einst in ihrer Schulzeit auswendig lernen mussten.

Leider verlangt jedoch der Alltag meist andere geistige Fähigkeiten. Da ist es häufig nötig, Informationen kurzfristig abzurufen oder mehrere Dinge gleichzeitig verfügbar zu halten und zu bearbeiten. Das geschieht im Arbeitsgedächtnis. Hier spüren viele Menschen mit zunehmendem Alter Veränderungen. Konzentrations-, Aufmerksamkeits- und Merkprobleme machen sich bemerkbar. Das (schnelle) Auswählen und Entscheiden bereitet immer mehr Schwierigkeiten. Besteht dabei Zeitdruck, verstärken sich solche Probleme noch.

Mit Training fit bis ins höchste Alter

Informationen aufzunehmen, benötigt im höheren Alter meist mehr Zeit als in jungen Jahren, auch wegen vorhandener Einbußen bei der Wahrnehmung. Wer schlecht hört oder sieht, muss mühsam Fehlendes ergänzen. Der Betreffende muss nachdenken, um unvollständig gehörten Wortreihen einen Sinn zu geben oder Bilder zu einem Ganzen zusammenzusetzen. Das braucht Zeit, kann aber auf Grund von Erfahrung und mit entsprechendem Training durchaus gelingen.

Ein älteres Gehirn braucht für viele alltägliche Vorgänge mehr Zeit als ein junges, kann sie aber in Ruhe oft genauso gut oder gar besser bewältigen.

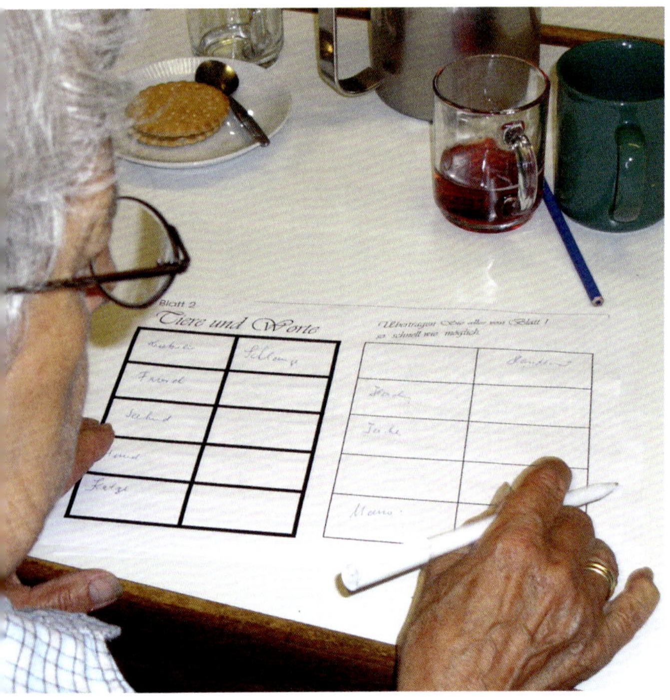

Alle oben dargestellten, alternsbedingten Veränderungen lassen sich beeinflussen. Niemand muss schicksalsergeben warten, bis das Gehirn in seiner Leistung immer weiter nachlässt!

Nicht das Lebensalter allein entscheidet, wie sich das Gehirn entwickelt und verändert, sondern vor allem die Art und Weise wie der Einzelne lebt und den eigenen Alltag gestaltet. Wer aktiv, wissbegierig, offen und lernbereit ist, kann sich geistige Flexiblität lange erhalten, sie in manchen Bereichen sogar steigern.

Bis ins höchste Alter hinein ist es möglich, geistig fit zu bleiben, sofern regelmäßige Bewegung und geistige Anregungen zum Tagesablauf gehören.

Gedächtnis – Archiv eines langen Lebens

Wer ein hohes Lebensalter erreicht, hat ein riesiges Archiv mit unendlich viel Wissen, mit ungezählten Erlebnissen und Erfahrungen angesammelt. Die Speicherkapazität des menschlichen Gedächtnisses lässt sich nicht messen. Sie scheint unbegrenzt. Die Menge an vorhandenem Wissen ist jedoch individuell sehr unterschiedlich. Ebenso variiert die Geschwindigkeit beim Zugriff auf abgelegte Informationen. Das hat ebenso mit der Systematik zu tun, nach der gespeichert wurde wie mit dem Trainingszustand des Arbeitsgedächtnisses, das beim Abruf aktiv werden muss.

Informationen, mit denen wir regelmäßig umgehen, die also immer wieder abgerufen und nach der Nutzung erneut eingespeichert werden, sind meistens ohne Probleme verfügbar. Schwieriger wird es mit solchen, an die wir uns lange Zeit nicht erinnert haben. Sie sind womöglich überlagert von anderen, neueren Informationen. Da dauert die Suche etwas länger.

In einem jahrzehntelangen Leben haben sich unzählige Daten angehäuft. Ohne Zeitdruck erinnern sich auch hochaltrige Menschen oft sehr gut an Vergangenes, insbesondere an Ereignisse, die schon sehr lange zurückliegen. Soll allerdings eine Information spontan und schnell abgerufen werden, kommt es leicht zu einer Chaosreaktion. Vor lauter Schreck fällt der betreffenden Person überhaupt nichts mehr ein.

Dabei ist das Gedächtnis beim gesunden Menschen kaum störanfällig. Das bedeutet, es funktioniert relativ zuverlässig, auch wenn es dem Einzelnen oft nicht so vorkommt. Das Training in diesem Bereich des Gehirns ist eher die Kür, während das Üben anderer Funktionen – vor allem des Arbeitsgedächtnisses – zum Pflichtprogramm gehören sollte.

Verzögerter Abruf

Nicht nur alte Menschen klagen über Probleme mit dem Gedächtnis. Doch in der Regel ist es überhaupt nicht dieser Teil des Gehirns, dessen Funktion versagt, sondern das Arbeitsgedächtnis (siehe dazu S. 38).

Wer sich zum Beispiel nicht auf Anhieb an den Namen der Pflegeperson erinnert, die ihm gerade gegenübersteht, kann ein durchaus gut funktionierendes Gedächtnis haben. Was nicht klappt, ist lediglich der Abruf. Und dafür ist das Arbeitsgedächtnis zuständig, also der Teil des Gehirns, der Informationen nur kurzfristig verfügbar hält und bearbeitet. Nennt nämlich die betreffende Person auf Nachfrage ihren Namen, und der alte Mensch hat ein Aha-Erlebnis – „Ja sicher, Sie sind …" – dann war der Name zuverlässig im Gedächtnis abgespeichert. Andernfalls wäre er beim Hö-

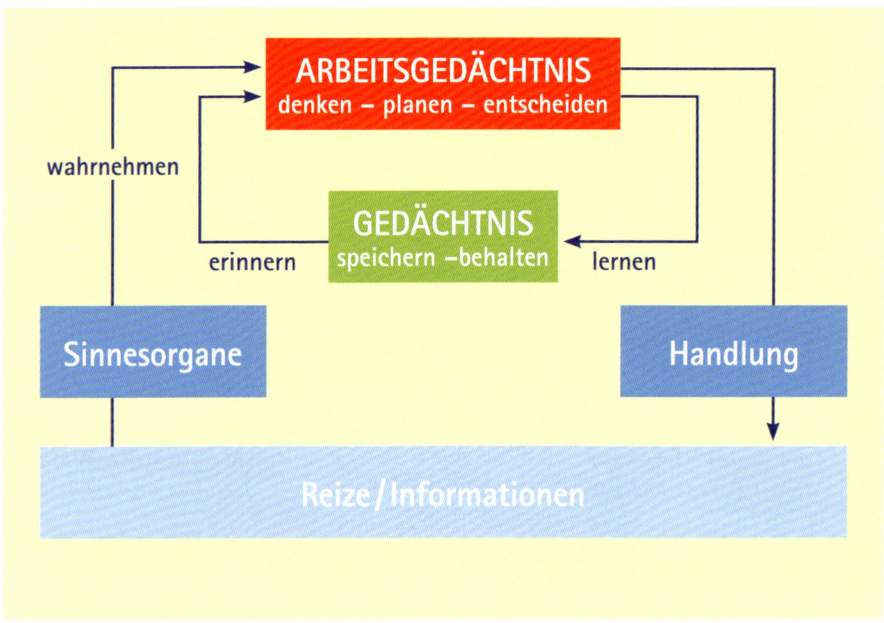

ren völlig neu, und der alte Mensch würde sich überhaupt nicht daran erinnern, den Namen je zuvor gehört zu haben.
Die Grafik oben zeigt schematisch, welchen Weg Informationen nehmen.[1]

Beim Erinnern eines Namens vollzieht sich der Vorgang konkret so:

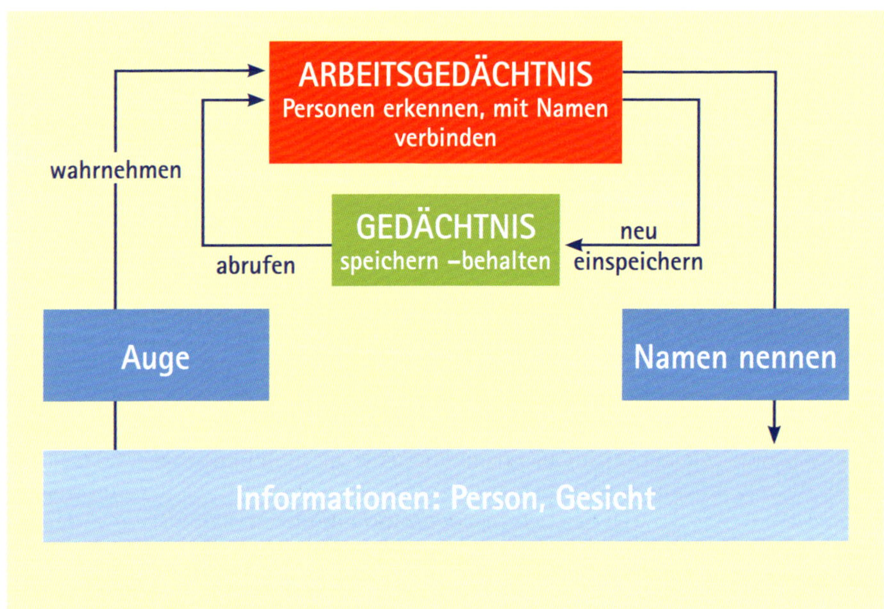

1 Mod. nach: Lehrl, S. Fischer B./Lehrl. M. 1990, in: Jasper, Bettina M.: Brainfitness, Meyer und Meyer, Aachen, 3. überarbeitete Auflage 2012

Mit jeder Begegnung wird der Name abgerufen und wieder neu eingespeichert. Je häufiger sich dieser Vorgang wiederholt, desto besser erinnert sich die betreffende Person gewöhnlich daran.

Neben vielen Wiederholungen ist jedoch der Trainingszustand des Arbeitsgedächtnisses für den Erfolg dieser Aktion verantwortlich. Bei alten Menschen ist der Vorgang oft verzögert. Das bedeutet, die Information ist durchaus im Gedächtnis vorhanden, kann aber nicht so schnell wie gewünscht abgerufen werden. Das geschieht insbesondere dann, wenn das Arbeitsgedächtnis zusätzlich durch andere Aktionen, zum Beispiel gleichzeitiges Gehen, gefordert ist.

Entscheidend ist also, vor allem das Arbeitsgedächtnis zu trainieren, damit im Alltag alles reibungslos funktioniert.

Mit allen Sinnen

Aus dem Schema auf S. 38 wird deutlich, dass die Wahrnehmung eine entscheidende Rolle spielt, wenn es um Hirnleistung geht. Über die Sinnesorgane gelangen Informationen ins Gehirn. Im Alter sind jedoch gerade das Sehen und das Hören oft stark eingeschränkt. Das bedeutet, dass ein alter Mensch zunächst viel Kapazität seines Gehirns benötigt, um fehlende Informationen zu ergänzen. Wird zum Beispiel ein Wort nicht richtig gehört, muss die betreffende Person viel Aufwand betreiben, um aus dem Zusammenhang das richtige Wort zu erahnen. Das kostet Zeit und verlangsamt die Informationsverarbeitung. Dabei geht oft ein großer Teil an Information verloren, weil das Bearbeiten der angekommenen viel Zeit benötigt. Ähnliches gilt für das Sehen.

Deshalb sollten alle Möglichkeiten ausgeschöpft werden, die entsprechende Hilfsmittel bieten. Eine angepasste Brille und ein gut eingestelltes Hörgerät sollten selbstverständlich sein.

Unabhängig davon empfiehlt es sich für Pflege- und Betreuungspersonen, Informationen immer für mehrere Sinne anzubieten. Das heißt, jede Sprachinformation sollte begleitet sein von passenden Gesten. In einer Bewegungsstunde wird eine Übung nicht nur mit Worten beschrieben, sondern zusätzlich gezeigt. Für viele alte Menschen wird erst dann deutlich, was sie tun sollen, wenn die anleitende Person den Arm oder das Bein zunächst führt. Dann erfolgt das Verständnis über das Berühren und den Bewegungssinn. Das alles in Kombination oder im Wechsel sorgt dafür, dass Senioren Aufgaben leichter nachvollziehen können.

Mit Freude geht es leichter

Am besten geht alles Üben, wenn es Spaß macht. Klar, dass es sich in fröhlicher Atmosphäre angenehmer trainiert als wenn es stumpfsinnig ein Pflichtprogramm zu absolvieren gilt.

Das hat auch mit der Aufgabenteilung zwischen den beiden Hirnhälften und mit deren Zusammenarbeit zu tun. Die linke kümmert sich um Einzelheiten, geht analytisch vor, arbeitet Schritt für Schritt. Sie ist für die Logik zuständig, verarbeitet Sprachinformationen mit Buchstaben und Zahlen und steuert Bewegungen der rechten Körperhälfte.

Die rechte Hirnhälfte kontrolliert die linke Körperseite. Ansonsten ist sie für den Gesamteindruck, die ganzheitliche Wahrnehmung, verantwortlich. Rechts werden Bilder und Symbole, Farben und Formen verarbeitet. Hier hat alles Musische seinen Platz. Fantasie und Kreativität sind ebenso wie Gefühle auf dieser Seite des Denkorgans angesiedelt.

Lernen – auch das Bewegungslernen – fällt leichter, wenn beide Hirnhälften aktiv sind. Deshalb sollten in jeder Aktivierungseinheit beide Körperhälften gleichermaßen gefordert sein. Sobald farbige Materialien und Musik zum Einsatz kommen und Aufgaben sprachlich erklärt werden, haben beide Hirnhemisphären zu tun und müssen zusammenarbeiten.

Hirnhälften und ihre Aufgaben

Linke Hirnhälfte – Logisch-analytisch	**Rechte Hirnhälfte** – Musisch-kreativ
Steuert rechte Körperseite.	Steuert linke Körperseite.
Bearbeitet Vorgänge nacheinander (sequenziell).	Bearbeitet mehrere Vorgänge gleichzeitig (ganzheitlich).
Verarbeitet Zahlen, Buchstaben, Wörter, Sprache.	Verarbeitet Bilder, Symbole, Farben, Musik.
Arbeitet mit Logik und Verstand.	Arbeitet mit Gefühlen.
Achtet auf Details.	Nimmt Gesamteindruck wahr.
Ist in Aktion beim Erlernen neuer (Bewegungs-)Tätigkeiten.	Ist in Aktion bei automatisierten Tätigkeiten.
→ **Links wird gedacht.**	→ **Rechts wird gelacht.**

Außerdem ist es wichtig, dafür zu sorgen, dass die Teilnehmenden sich beim Training möglichst rundum wohlfühlen. Dann registriert die rechte Hirnhälfte: „Hier ist es angenehm. Das Programm oder die Gemeinschaft gefällt mir. Ich bin mit Freude dabei – auch wenn ich vielleicht nicht alles richtig mache oder mich nicht an jede einzelne Aktivität erinnere." Das läuft unbewusst ab, macht sich aber spätestens bei der Einladung zur nächsten Bewegungsrunde bemerkbar. Freudvolle Atmosphäre, in der sich alle Teilnehmenden angenommen und wohl fühlen, sorgt so für Nachhaltigkeit eines Trainingsprogramms.

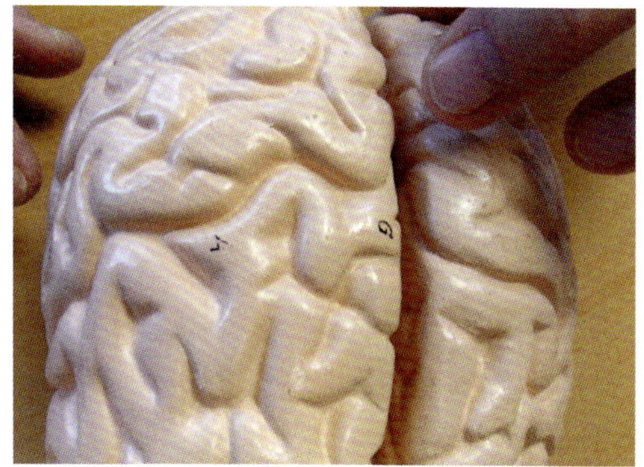

Lange Leitung oder gut vernetzt?

Wer regelmäßig mit alten Menschen umgeht, hat Situationen wie die folgenden sicherlich schon oft erlebt:

- Sie bitten Ihr Gegenüber, sich einen Mantel anzuziehen, weil Sie miteinander einen Spaziergang machen wollen. Die alte Dame sieht Sie an, unternimmt aber zunächst nichts. Für Sie deutet das darauf hin, dass die Dame Sie nicht verstanden hat. Sie warten einen Augenblick, werden aber dann ungeduldig. Als sich nichts tut, wiederholen Sie schließlich Ihre Aufforderung, nehmen gleichzeitig schon selbst den Mantel vom Haken und reichen ihn ihr.
- Bei der morgendlichen Grundpflege fragen Sie eine Bewohnerin, ob sie lieber den blauen Pullover oder die rote Bluse anziehen möchte. Da nach Ihrem Empfinden lange Zeit keine Antwort kommt, holen Sie den blauen Pullover aus dem Schrank und unterstützen die alte Dame dabei, ihn anzuziehen. Diese wehrt sich nicht und nimmt kommentarlos Ihre Unterstützung an.
- Eine Gruppe alter Menschen sitzt im Kreis bei der Gymnastikstunde. Heute sollen Tücher zum Einsatz kommen. Sie gehen herum und fordern alle auf, sich ein Tuch aus dem Korb zu nehmen. Ihre Zeit ist begrenzt, und so drücken Sie denjenigen, die zögernd dasitzen, ein beliebiges Tuch in die Hand.

So oder ähnlich vollziehen sich jeden Tag Alltagssituationen für alte Menschen. Oft sind sie nicht schnell genug, um mit dem Tempo derjenigen in ihrem Umfeld Schritt zu halten. Sie haben die sprichwörtliche lange Leitung. Sie benötigen mehr Zeit als Junge, um eine Information wahrzunehmen, zu bearbeiten und als Ergebnis zu einer Handlung oder einer Entscheidung zu kommen.

Das führt dazu, dass Gesprächspartner denken, sie wären nicht oder nicht richtig verstanden worden. Im ersten Beispiel hätte die alte Dame vermutlich nur noch einen kurzen Augenblick gebraucht, um selbst ihren Mantel zu ergreifen und anzuziehen. Doch das war für ihr Gegenüber nicht erkennbar. Wiederholen sich solche Situationen öfter, entsteht der Eindruck, dass jemand Handlungsanweisungen nicht mehr richtig versteht. Das Bild von diesem Menschen verändert sich. Er wird als nicht mehr völlig orientiert angesehen und entsprechend behandelt, obwohl er doch eigentlich nur ein wenig mehr Zeit gebraucht hätte.

Im zweiten und dritten Beispiel hat das Zögern der gefragten Person zur Folge, dass ihr Entscheidungen abgenommen werden. Geschieht das schleichend immer häufiger, verlernt die Betreffende, eigene Bedürfnisse zu äußern und liefert sich damit auch in kleinen Dingen immer mehr anderen Menschen aus.

Deshalb ist es wichtig, jede noch so unwichtig erscheinende Gelegenheit zu nutzen, um Entscheidungen von alten Menschen selbst treffen zu lassen. Wer das regelmäßig übt, kann dafür sorgen, dass der Alltag nach eigenen Vorstellungen der Bewohner verläuft.

Dabei geht es vor allem darum, die Geschwindigkeit beim Verarbeiten von Informationen zu erhöhen. Das so genannte Arbeitsgedächtnis ist gefordert. Gezieltes Ausdauertraining sorgt für mehr Tempo beim Denken und hilft, schnelle Entscheidungen zu treffen.

Wer aktiv ist und sich viel bewegt, dessen Gehirn ist stärker vernetzt. Die Nervenzellen gehen mehr Verbindungen ein und können Informationen schneller weiterleiten und bearbeiten.

Das Arbeitsgedächtnis als zentrale Instanz

Das Arbeitsgedächtnis ist für die Alltagsbewältigung von enormer Bedeutung. Im Alltag geht fast nichts, ohne dass das dieser Teil des Gehirns aktiv wird – Informationen verarbeiten, strukturieren, kurz behalten, abrufen, verfügbar machen, planen, steuern, entscheiden ... Hier werden unterschiedliche Informationen für einen kurzen Zeitraum behalten, miteinander verknüpft und bearbeitet.

Wie gut das Arbeitsgedächtnis funktioniert, hängt von zwei Faktoren ab:
- der Informations-Verarbeitungs-Geschwindigkeit und
- der Merkspanne.

Beide sind Grundfunktionen des Gehirns und lassen sich jeweils getrennt oder in Kombination trainieren.

Um zu verdeutlichen, wie das konkret geschehen kann, sind nachfolgend einige Beispiele zum Training beider Grundfunktionen aufgeführt. Eine ganze Fülle an Übungen ist in der Ideensammlung im Kapitel „Von der Sitz- zur Bewegungskultur" ab S. 46 zu finden.

Von der Information zur Handlung

Die Informations-Verarbeitungs-Geschwindigkeit ist die Zeit, die der Mensch benötigt, um über seine Sinnesorgane Reize aufzunehmen, diese gewöhnlich in Bruchteilen von Sekunden ins Arbeitsgedächtnis zu schicken, dort miteinander zu verknüpfen und sie schließlich in eine Handlung umzusetzen, also mit einer bewussten Entscheidung darauf zu reagieren.

Mit zunehmendem Alter nimmt die Informationsverarbeitung mehr Zeit in Anspruch. Durch gezieltes Training lässt sich jedoch auch im hohen Alter der Prozess beschleunigen. So kann es sein, dass ein hochaltriger, trainierter Mensch dabei schneller ist, als er in früheren Lebensphasen ohne Training war.

In den Beispielen von S. 41 wäre es möglich, mit Training das Umsetzen zu beschleunigen. Dann würde die alte Dame schneller ihren Mantel nehmen und damit das Eingreifen der Betreuungsperson überflüssig machen. Die zügige Entscheidung für ein Kleidungsstück eigener Wahl bei der Grundpflege oder für ein Tuch in der Gymnastikstunde ließe mehr Eigenständigkeit und damit höheres Kompetenzgefühl zu.

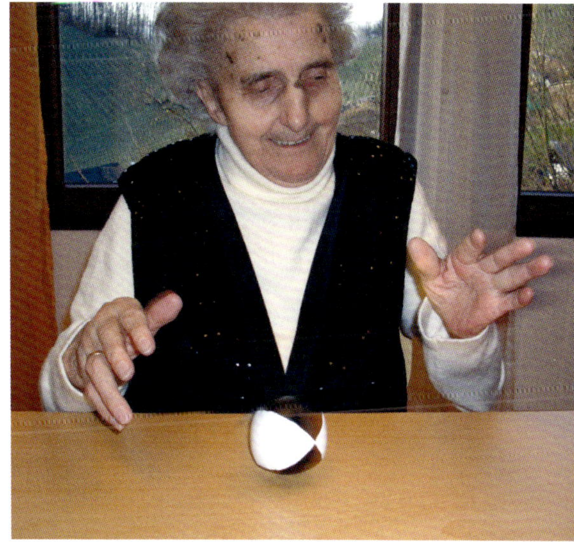

Geübt wird im Alltag immer dann, wenn es gilt, bewusste Entscheidungen zwischen zwei oder mehr Möglichkeiten zu treffen: Kaffee oder Tee trinken? Im Fernsehen den Tierfilm oder die Musiksendung ansehen? Lieber zum Singen oder in die Kochgruppe gehen? usw.

Alle Arten von Sortieraufgaben erfordern Entscheidungen: Spielkarten sortieren – die roten Karten auf einen Stapel, die schwarzen auf den anderen oder alle Karo-, alle Herz-, alle Pik- und alle Kreuzkarten auf jeweils einen Stapel.

Intensiver ist die Wirkung, wenn in Bewegung trainiert wird: Den weißen Ball mit der rechten Hand spielen, den roten mit der linken. Wird eine gerade Zahl gewürfelt, die Arme bewegen, bei einer ungeraden Zahl die Beine usw.

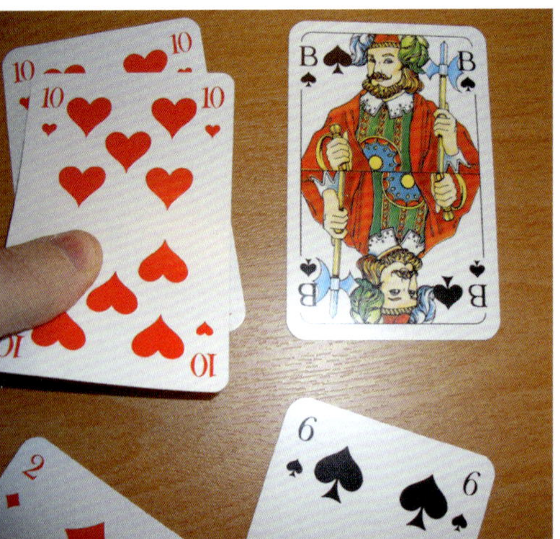

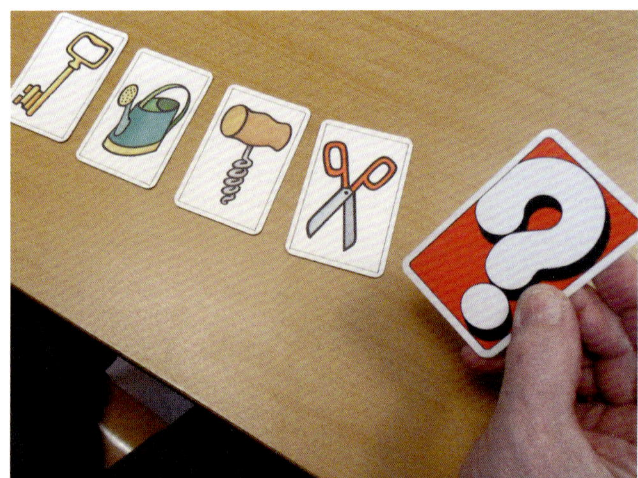

Hier spielt nicht nur die häufige Anzahl der Wiederholungen (gegenüber einer gewöhnlichen Alltagssituation) eine Rolle, sondern die Bewegung fördert zusätzlich die Durchblutung und aktiviert weitere Hirnareale als nur das Denken.

Kurz gemerkt

Mehrere Informationseinheiten gleichzeitig im Arbeitsgedächtnis verfügbar zu halten, ist anstrengend, aber notwendig, um Verknüpfungen herzustellen. Dafür braucht der Mensch eine gute Merkspanne. Die Merkspanne beträgt nur wenige Sekunden und entspricht der Anzahl an Informationen – Zahlen, Buchstaben, Wörtern, Bildern –, die sofort nach dem Einspeichern noch zur Verfügung stehen und wieder abgerufen werden kann. Eingespeichert wird im Sekundentakt.

Beim gesunden, durchschnittlich trainierten Menschen beträgt die Merkspanne in der Regel fünf bis sieben Sekunden. Sie verändert sich nur trainingsbedingt, nicht vom Lebensalter abhängig! Beträgt der Zeitraum, in dem Informationen gegenwärtig sind, weniger als fünf Sekunden, gelingen viele Alltagstätigkeiten nicht mehr ohne Schwierigkeiten.

Sackt der Wert „nur" um wenige Sekunden, auf zwei bis drei Sekunden, wird u. A. die Kommunikation deutlich beeinträchtigt. Wer eine so kurze Merkspanne hat, kann die Wörter eines Satzes oder eines Satzteils zwar hören, aber kaum mehr in einen sinnvollen Zusammenhang bringen. Das erste Wort ist bereits vergessen, wenn der Gesprächspartner den Satz vollendet.

Deshalb ist Training von höchst alltagspraktischer Bedeutung. Eine Verbesserung der Merkspanne um nur eine einzige Sekunde bringt enorm erhöhte Lebensqualität.

Im Alltag lässt sich diese Fähigkeit üben. Mehrere Elemente in eine einzige Handlungsanweisung einbauen: Nehmen Sie Papier, Stift und Schere zur Hand. Holen Sie eine Gabel, ein Messer und einen Löffel aus der Schublade. Stellen Sie Wasser, Kaffee und Tee auf den Tisch …

Beim speziellen Gehirntraining bedeutet das: Zahlen- oder Buchstabenreihen kurz ansehen und sofort anschließend wiederholen, das heißt nachsprechen oder aufschreiben. Dasselbe lässt sich mit Bildern oder Symbolen trainieren …

In Bewegung ist das Training der Merkspanne noch effektiver: Verschiedene Körperteile nacheinander berühren – Nase, Knie, Schulter. Finger nach Ansage bewegen – Daumen, kleiner Finger, Mittelfinger. Schrittkombinationen – auch im Sitzen – rechter Fuß vor tipp, seit tipp, rück tipp …

Bewegen macht dem Kopf Beine

Wer etwas für sein Gehirn tun möchte, sollte sich beim reinen Gehirntraining auf das Arbeitgedächtnis konzentrieren. Tragende Säulen sind die Informations-Verarbeitungs-Geschwindigkeit auf der einen und die Merkspanne auf der anderen Seite.

Eine andere, äußerst wirksame Methode ist, sich einfach zu bewegen. Bewegungstraining wirkt sich nicht nur positiv auf körperliche Funktionen aus, sondern beeinflusst nachhaltig positiv die geistige Fitness. Die Wirkungen von körperlicher Aktivität werden im Alltag spürbar. Das Denken wird bei regelmäßigem Training schneller und genauer. Gelingt es, die Körperübungen zusätzlich mit geistigen Anforderungen zu kombinieren, so entsteht im Kopf ein regelrechtes Feuerwerk, das die Nervenzellen in Schwung bringt. Wer so seinem Kopf Beine macht, lässt im Gehirn neue Neurone entstehen und viele Verbindungen knüpfen. Mit einem engmaschigen Netzwerk von Nervenzellen kann das Gehirn schnell schalten und den Alltag optimal bewältigen.

VON DER SITZ- ZUR BEWEGUNGSKULTUR

Trainingsbeispiele

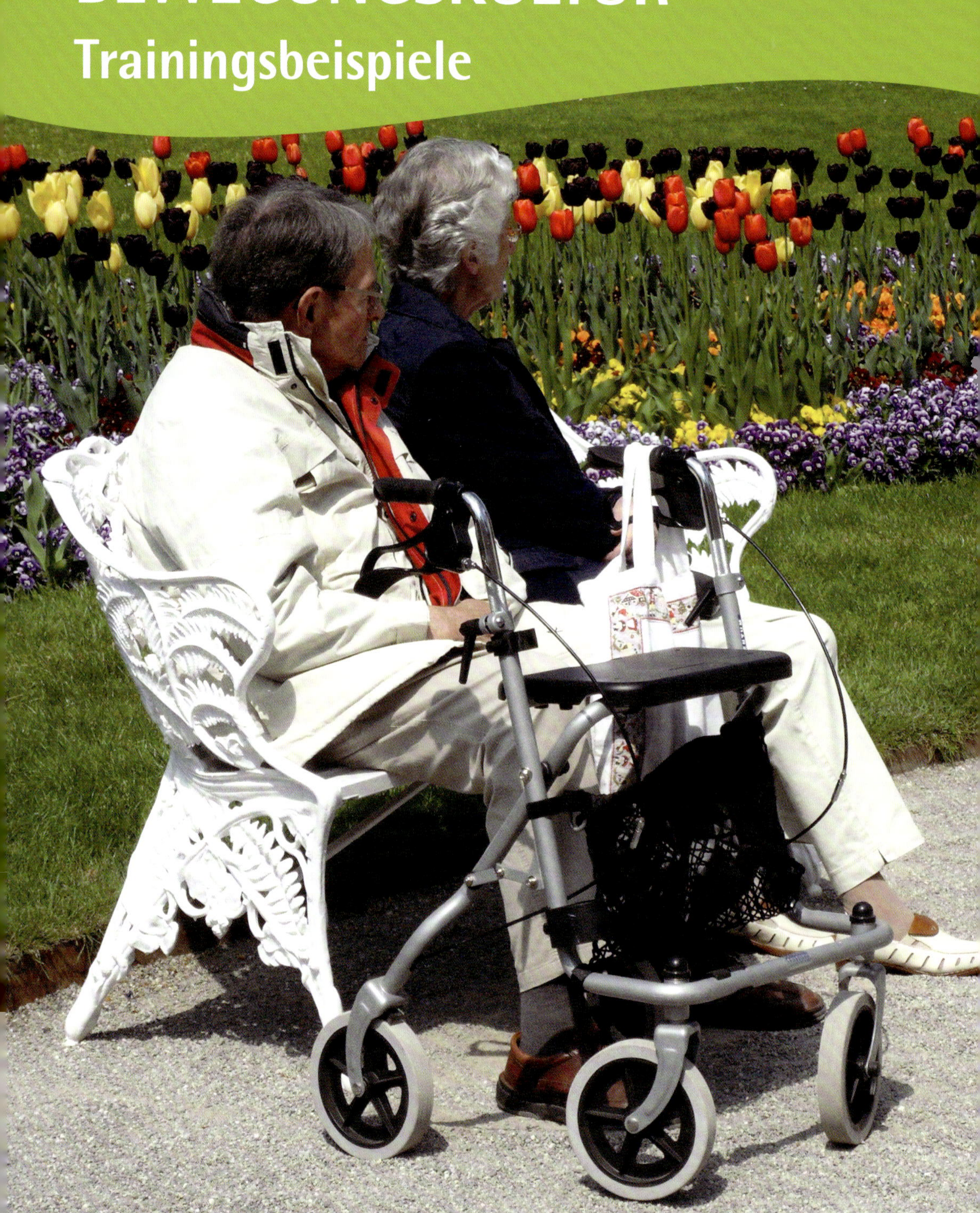

Die nachfolgend dargestellten Trainingsbeispiele sind hier geordnet in die Schwerpunkte:

- Ausdauer,
- Koordination,
- Doppelaufgaben (Dual Tasking).

Diese Systematik dient der Sortierung und dem leichteren Auffinden der Praxisvorschläge. Oft werden jedoch in einer Übung mehrere Basisfähigkeiten gleichzeitig trainiert. So kann ein Spiel, das unter dem Kapitel „Schritt für Schritt", dem Block mit dem Schwerpunkt Ausdauer, aufgeführt ist, gleichzeitig Anforderungen an koordinative Fähigkeiten enthalten. Außerdem sind in vielen Beispielen Elemente enthalten, die Informations-Verarbeitungs-Geschwindigkeit und Merkspanne oder das Arbeitsgedächtnis mit Kombinationsaufgaben trainieren.

Die nachfolgende Ideensammlung enthält in lockerem Wechsel sowohl Aufgaben für Gruppen als auch Übungen, die eher in Einzelaktivierungen durchführbar sind. Viele Bewegungsformen eignen sich für beide Aktivierungssituationen.

Schritt für Schritt – Die Ausdauer trainieren

Die Grundidee bei allen Beispielen ist, die Teilnehmenden zur Fortbewegung zu animieren und gleichzeitig Impulse durch kognitive Aufgaben zu geben.

Wichtig:
Bei allen nachfolgend beschriebenen Beispielen sollte die AP* den Teilnehmenden immer wieder erläutern, welchem Ziel das jeweilige Spiel oder die Übung dient: Die Ausdauer verbessern und damit das Gehirn trainieren. Weitere Aspekte und Trainingsziele können je nach Übung und Kenntnissen der Teilnehmenden hinzugefügt werden.

Fehlt eine solche Erklärung, kann schnell der Eindruck von „kindischen Spielchen" entstehen.

Methodische Hinweise zum Ausdauertraining mit hochaltrigen Menschen, insbesondere solchen mit Einschränkungen der Mobilität, sind im Kapitel „Was tun bei eingeschränkter Gehfähigkeit?" auf S. 24/25 beschrieben.

* AP = anleitende Person

Parcours

Eine gute Möglichkeit, um regelmäßiges und damit nachhaltiges Ausdauertraining zu ritualisieren, sind feste Parcours. Sie lassen sich in unterschiedlichster Form zusammenstellen und individuellen Bedingungen und Erfordernissen anpassen.

Sie können im Freien – im hauseigenen Garten, in einem Park oder einem Innenhof angelegt werden. Für mobile alte Menschen eignen sich Rundwege durch ein Teilstück der Innenstadt oder des Stadtteils, rund um die Dorfkirche, durch ein Waldgebiet, an einem Strand oder einer Promenade entlang, abhängig von den örtlichen Gegebenheiten. Eine Alternative für Menschen mit kleinerem Aktionsradius ist ein Indoor-Parcours – auf dem Flur, auf dem Wandelgang eines Atriums, kreuz und quer durch die Gemeinschaftsräume.

Gut erkennbare Kennzeichnung des Weges bzw. der Stationen unterstützt nicht nur das Zurechtfinden, sondern macht gleichzeitig auf das Vorhandensein dieser Einrichtung aufmerksam. Die Schilder wecken Interesse und holen so manchen auf den Pfad.

Abhängig von der Strecke und den vorgesehenen Aufgaben können entweder an jeder Station die Übungsbeschreibungen direkt dort oder auf einem separaten Laufzettel dargestellt sein. Oft ist es günstiger, Plakate mit Kurzdarstellung der Aufgaben je Station anzubringen. Andernfalls ist der Aufwand, sich zunächst einen Laufzettel zu besorgen, eine unnötige Hürde.

Besonderen Reiz gibt es, wenn für einen Parcours wechselnde Aufgaben-Kombinationen erstellt werden. Das ist allerdings mit Laufzetteln einfacher. Dann können TN* mit gutem Erinnerungsvermögen die Wege mehrfach absolvieren mit immer anderen Herausforderungen.

Auf dem Weg über den Parcours werden die alten Menschen mindestens beim ersten Mal, meistens jedoch mehrere Male, begleitet. Sobald sie ihre Fähigkeiten realistisch einschätzen können und die Aufgaben verstehen, brauchen Pflege- oder Betreuungspersonen nur noch den Impuls zu geben, und der Parcours kann selbstständig absolviert werden.

Die folgenden Parcours sind als Beispiele zu verstehen und sollen Impulse für eigene Kreationen geben.

Auf dem Weg gibt es fünf oder mehr Stationen. Diese bieten Gelegenheit, einerseits kurz (aktiv) auszuruhen und andererseits beim Verweilen dort ein paar Aufgaben zu bewältigen. An jeder Station oder in ihrer Nähe sollte sich für alle Fälle eine Sitzgelegenheit befinden – ein Stuhl, eine Bank, ein Sofa.

* TN = Teilnehmende

Am Ende einer Tour über einen der Parcours gilt es, Gesehenes, Gehörtes und anders Wahrgenommenes sowie besondere Erlebnisse zu erinnern und womöglich Anderen zu erzählen.

Die Flur-Tour

Die Strecke führt über einen langen Flur oder um ein Atrium, immer an den Handläufen entlang, so dass Bewohner sich bei Gangunsicherheiten festhalten können.

Unterwegs werden Streckenangaben in Metern gemacht. Das schafft Motivation. Nur ein Meter mehr nach mehreren Trainingseinheiten ist ein Erfolg, und mit solcher Markierung kann er bewusst werden.

Aufgaben an den Stationen:

Station 1 – Wandliegestütz

Stellen Sie sich frontal vor ein freies Stück Wand. Die Füße sind mindestens eine Fußlänge von der Wand entfernt. Beide Hände liegen in Schulterhöhe flach auf der Wand. Dabei zeigen die Finger zur Mitte und die Ellbogen nach außen.

Jetzt die Ellbogen beugen, bis die Stirn beinahe die Wand berührt. Danach langsam wieder von der Wand abdrücken, zurück in die Ausgangsposition.

Zehn Wiederholungen. Wer es schafft, macht nach kurzer Pause einen zweiten Durchgang, ebenfalls mit zehn Wiederholungen.

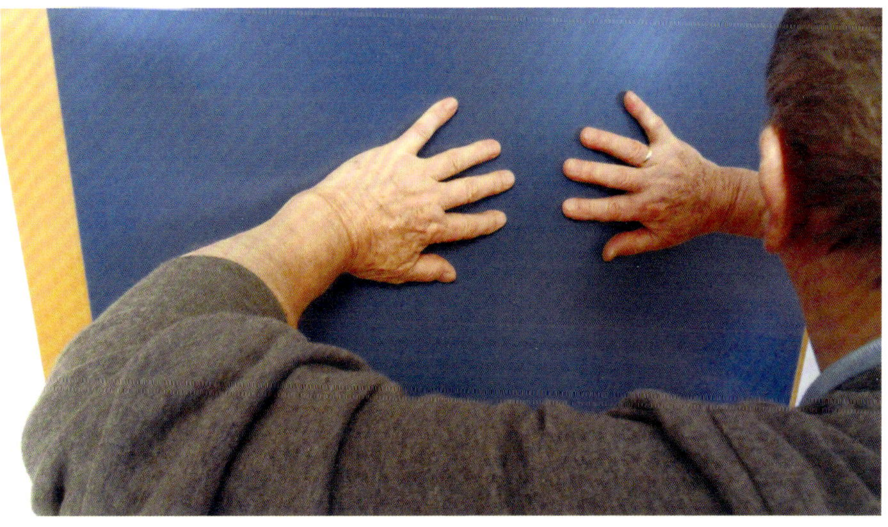

Station 2 – Kniebeugen

Lehnen Sie sich mit dem Rücken an ein freies Wandstück. Berühren Sie mit dem Hinterkopf und mit dem Rücken die Wand. Versuchen Sie, an der Wirbelsäule die Wand zu erspüren.

In dieser Position in den Knien leicht einknicken und ein Stück nach unten rutschen, ohne Kopf oder Wirbelsäule von der Wand zu lösen. Nach kurzem Verharren langsam wieder nach oben rutschen, bis die Beine wieder fast gestreckt sind. Zehn Wiederholungen. Wer es schafft, macht nach kurzer Pause einen zweiten Durchgang, ebenfalls mit zehn Wiederholungen.

Station 3 – Bildbetrachtung

(Diese Station wird bei einem Bild – Gemälde, Kalenderblatt, Poster ... – eingerichtet. Ideal ist ein Wechselrahmen, damit das Bild regelmäßig ausgewechselt werden kann. Dann bleibt die Aufgabe interessant.)

Betrachten Sie das Bild genau. Stellen Sie sich vor, Sie sollten einem Menschen, der nicht sehen kann, das Motiv beschreiben. Was würden Sie sagen? Erzählen Sie in Gedanken oder im leisen Selbstgespräch, was hier dargestellt wird.

Merken Sie sich möglichst viele Einzelheiten. Sie sollen später versuchen, sich daran zu erinnern.

Station 4 – Beinkreisen und Bildbeschreibung

Stellen Sie sich mit der rechten Schulter zur Wand, rechte Hand am Handlauf. Das Gewicht auf das rechte Bein verlagern. Mit dem großen Zeh des linken Fußes einen möglichst großen, imaginären Kreis auf den Boden zeichnen. Fünf Wiederholungen, dann umdrehen und dasselbe mit der anderen Körperseite durchführen.

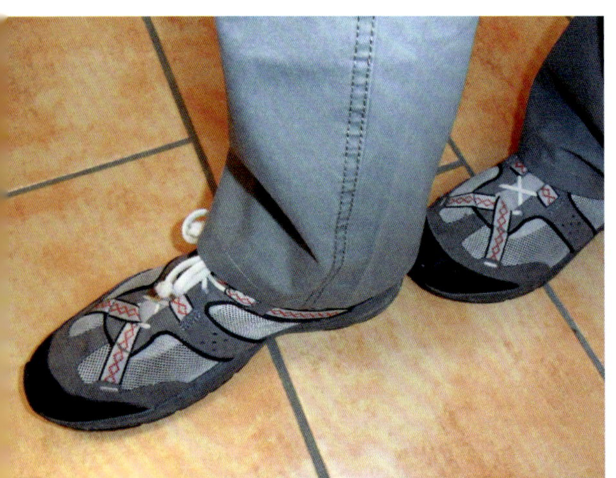

Versuchen Sie jetzt, noch einmal das Bild von der letzten Station vor Ihrem geistigen Auge zu sehen. An was erinnern Sie sich? Tragen Sie möglichst viele Einzelheiten zusammen.

Wer kann, macht jetzt einen zweiten Durchgang mit dem Beinkreisen, ebenfalls mit je fünf Wiederholungen.

Station 5 – Tandemstand

Stellen Sie sich mit der rechten Schulter zur Wand, rechte Hand am Handlauf. Nehmen Sie den Tandemstand ein: Das heißt, beide Füße stehen hintereinander – die Spitze des linken Fußes berührt die Ferse des rechten Fußes.

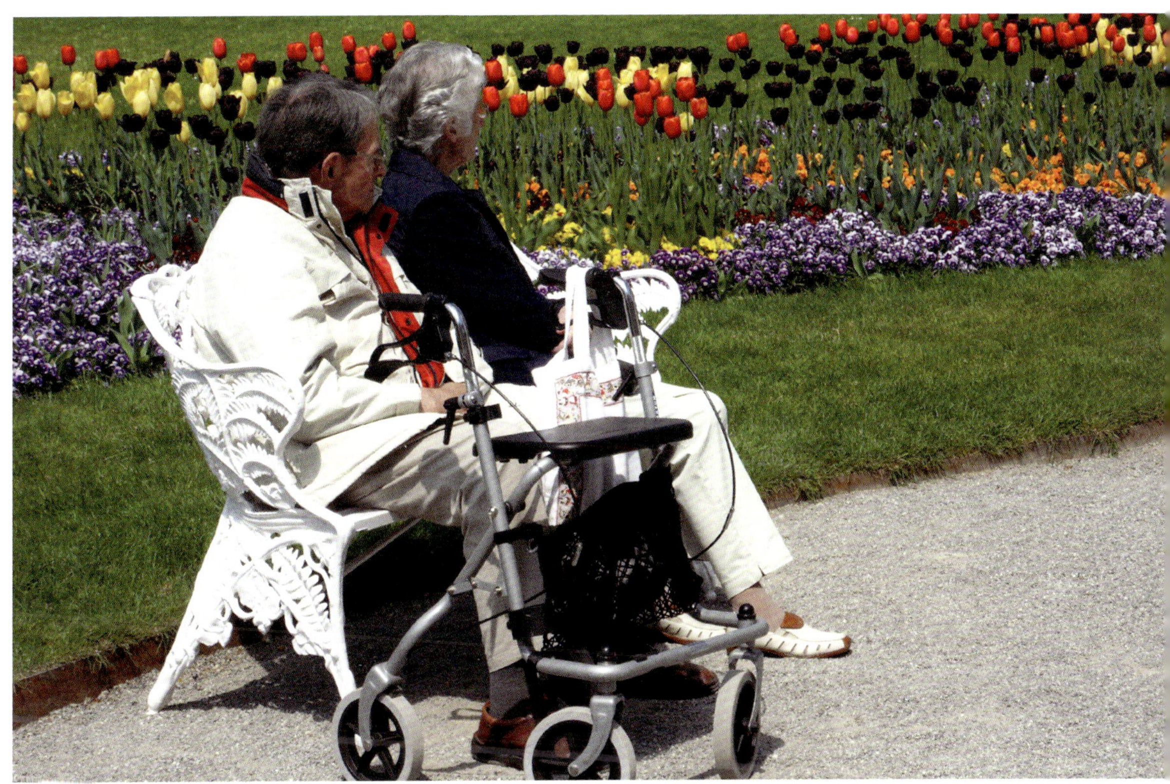

Sobald Sie gut stehen, versuchen Sie die rechte Hand kurz öffnen, ohne sie ganz vom Handlauf zu lösen. So können Sie schnell wieder zugreifen, sobald Sie sich unsicher fühlen.

Wer sich traut, kann versuchen, in dieser Position das Gewicht zu verlagern – mal auf den vorderen, mal auf den hinteren Fuß. Zehn Wiederholungen, danach Seitenwechsel und noch einmal zehn Wiederholungen.

Die Garten-Runde

Station 1 – Ich sehe was mit „B“

Machen Sie eine kurze Bewegungspause, wenn nötig im Sitzen. Sehen Sie sich dabei um. Den Kopf in alle Richtungen drehen und Gegenstände mit dem Anfangsbuchstaben „**B**“ suchen: **B**ank, **B**lätter, **B**runnen …

Sobald Sie keine Gegenstände mit „B“ mehr finden, gehen Sie weiter bis zur nächsten Station.

Station 2 – Erinnerungsfoto

Stellen Sie sich vor, Sie hätten einen Fotoapparat bei sich. Damit machen Sie von Ihrem jetzigen Standort aus ein Bild. Wählen Sie in Ruhe das Motiv aus. Nehmen Sie sich Zeit, Ihre Fantasiekamera richtig einzustellen. Blicken Sie aufmerksam durch Ihren imaginären Sucher, prägen sich das Bild genau ein und drücken schließlich auf den Auslöser.

Danach schließen Sie die Augen. Holen Sie sich das Foto noch einmal her. Sehen Sie das Foto im Geist? Wenn Sie es lange genug betrachtet haben, machen Sie sich auf den Weg zur nächsten Station.

Station 3 – Geräuschkulisse

Setzen Sie sich. Schließen Sie für einen Moment die Augen. Öffnen Sie dafür die Ohren. Horchen Sie intensiv, was Sie alles hören können: Vogelgezwitscher, Wassergeplätscher, Hundegebell …?

Merken Sie sich möglichst viel davon.

Station 4 – Blätterkunde

Suchen Sie sich in der Umgebung fünf verschiedene Blätter. Setzen Sie sich zu einer kleinen Verschnaufpause hin.

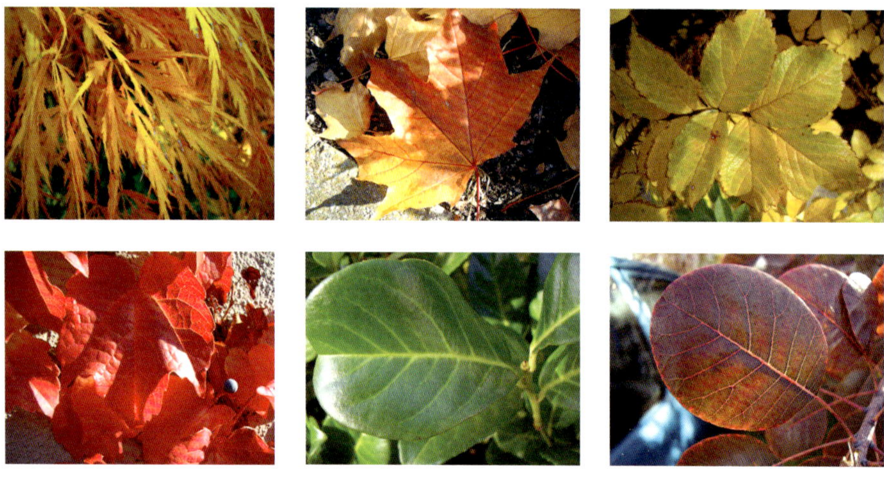

Breiten Sie die Blätter auf Ihrem Schoß aus und betrachten Sie sie. Wie unterscheiden sie sich – Größe, Ränder, Oberfläche …?

Schließen Sie die Augen und betasten Sie ein Blatt nach dem anderen. Spüren Sie Unterschiede? Wie lassen sich die Blätter beschreiben – glatt, rau, dickfleischig …?

Versuchen Sie, bevor Sie zur letzten Station aufbrechen, sich an Ihr Foto mit der Fantasiekamera von Station 2 zu erinnern. Wie sah das Motiv aus?

Station 5 – Wunderbaum

(Diese Station wird bei einem Baum eingerichtet. In dem Baum hängen, mit reißfesten Schnüren befestigt, mehrere bunte Gummiringe in verschiedenen Höhen. Alternativ können geflochtene Bälle oder Ähnliches befestigt werden. Die Materialien hängen so, dass es nötig ist, die Arme anzuheben, um die Gegenstände zu berühren.)

Betrachten Sie diesen Wunderbaum zunächst aus einiger Entfernung. Zählen Sie, wie viele merkwürdige „Früchte" der Baum trägt.

Strecken Sie sich anschließend in verschiedene Richtungen und versuchen Sie, jeden Ring mit jeder Hand einmal zu ergreifen. Bringen Sie die Ringe zum Schwingen, so dass sie einige Zeit hin und herbaumeln.

Die Orts-Begehung

Die Strecke führt durch einen Ortskern oder ein Dorf, vorbei an zentralen, bekannten Gebäuden und Anlaufpunkten. Diese sind überall unterschiedlich, deshalb hier nur allgemeine Beispiele:

Station 1

(Die Station ist frontal vor dem Rathaus eingerichtet, möglichst bei einer Bank.)
Verweilen Sie einen Moment vor dem Gebäude. Betrachten Sie die Fassade. Wie lässt sie sich beschreiben? – Mauerwerk, Farben, Fenster, Portal, Beschilderung …
Stellen Sie sich vor, Sie wären Rundfunkreporter und sollten den Hörern eine Vorstellung von dem Ort vermitteln, an dem Sie sich gerade befinden.
Gehen Sie anschließend weiter zur nächsten Station.

Station 2

(Diese Station befindet sich am Marktplatz.)
An diesem Ort findet regelmäßig der Wochenmarkt statt. Auch wenn heute kein Markttreiben herrscht, – stellen Sie sich vor, die Händler hätten ihre Stände aufgebaut. Was alles könnten Sie hier kaufen? Erstellen Sie in Gedanken eine Liste nach dem Alphabet: Aprikosen, Bohnen, Chicoree …
Gehen Sie anschließend weiter zur nächsten Station.

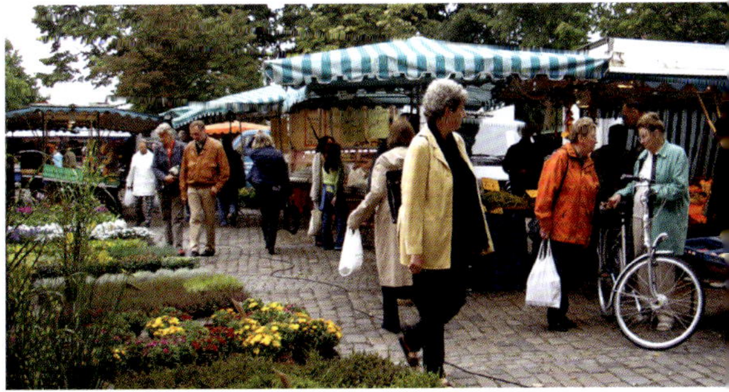

Station 3

(Diese Station befindet sich an einem Brunnen.)
Tauchen Sie Ihre Hände ins Wasser. Wie ist die Temperatur? Bewegen Sie einzeln alle Finger und lassen Sie das Wasser spritzen.
Erstellen Sie dann im Kopf eine Liste mit Gewässern: Bach, Fluss, See …
Gehen Sie anschließend weiter zur nächsten Station.

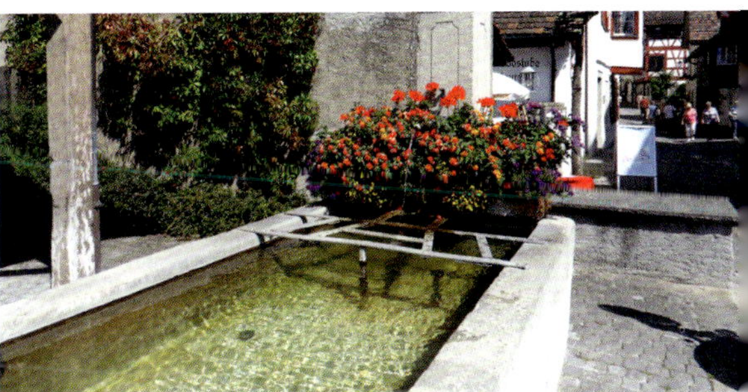

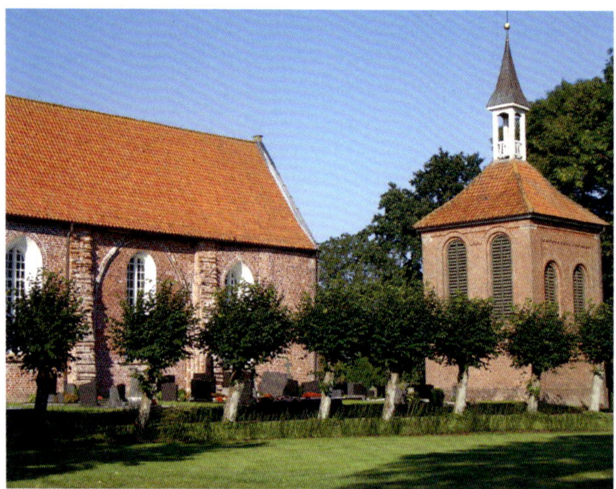

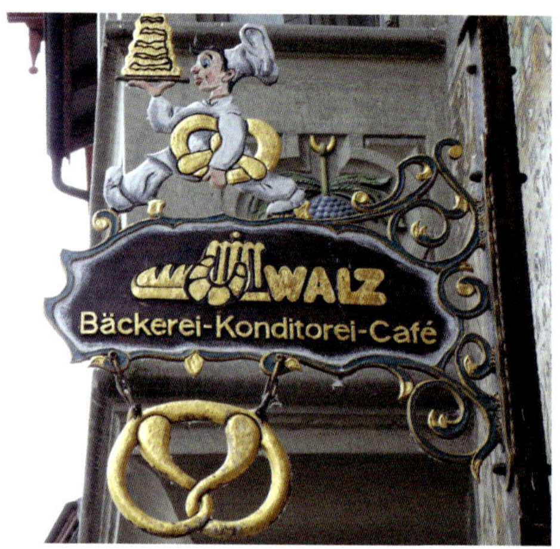

Station 4
(Diese Station befindet sich an einer Kirche.)
Sammeln Sie in Gedanken 15 Begriffe von Dingen, die in einer Kirche zu finden sind: Altar, Gesangbuch, Taufbecken …
Gehen Sie anschließend weiter zur nächsten Station.

Station 5
(Diese Station befindet sich in der Nähe eines Bäckerladens.)
Betrachten Sie die Auslagen im Schaufenster. Was können Sie hier alles kaufen? Benennen Sie viele, unterschiedliche Produkte. Merken Sie sich möglichst viele Artikel. Schreiben Sie diese nach Ihrer Rückkehr zu Hause auf.

Farben & Zahlen

Für die folgenden Spiele und Übungen werden je 12 kleine Karten in den Farben Blau, Rot, Gelb und Grün benötigt. Auf einer Seite ist nur eine Farbfläche zu sehen, auf der anderen jeweils eine der Zahlen von 1 bis 12.

Am einfachsten ist, das Material aus dem Spiel „Wabe"[2] zu benutzen. Andernfalls können die Karten selbst hergestellt werden.

Bei einigen Variationen kommt Musik zum Einsatz. Abhängig von den Vorlieben der Einzelperson oder der Gruppe, kann das ein beliebiges Wanderlied sein, Marschmusik oder ein anderes Stück, das sich zum Gehen eignet.

Die Farbkarten werden in den nachfolgenden Beispielen immer auf dem Boden ausgelegt. Alternativ ist die Befestigung an den Wänden möglich. Dazu einfach kleine Rollen aus Klebeband auf den Rückseiten befestigen und an Wände, Schränke, Fenster … heften. Die Karten lassen sich dann ohne Rückstände anschließend abziehen.

2 Jasper, Bettina M.: Wabe. Spaß haben und trainieren mit Farben und Zahlen, Vincentz Network 2009

Für einige Spielformen ist es sinnvoll, die Farbkarten auf Tischen, Regalen und Fensterbänken auszulegen, so dass sie gut erreichbar sind.

Je nach individuellen Voraussetzungen – wie Trainingszustand und Größe der Gruppe, Größe des Raums etc. – wird nur ein Teil der Karten eingesetzt oder alle (bei Verwendung des WABE-Spiels mit Ausnahme der schwarzen). Dabei kann entweder die Anzahl der Farben oder die der Zahlen begrenzt werden, zum Beispiel nur die blauen und die roten oder alle Farben, aber nur die Zahlen von 1 bis 6.

Farben anlaufen

Alle Karten werden mit der Farbfläche nach oben auf dem Boden verteilt. Die Teilnehmenden (im Folgenden TN) gehen zur Musik kreuz und quer durch den Raum und bei Musikstopp ruft die anleitende Person (im Folgenden AP) laut eine der vier Farben. Alle TN gehen dann so schnell wie möglich zu einer entsprechenden Karte.

Für nicht gehfähige TN kann die Übung ähnlich im Sitzen durchgeführt werden (siehe „Oben Rot, unten Blau“, S. 68).

Hindernisse umgehen

Alle Karten werden mit der Farbfläche nach oben auf dem Boden verteilt. Die TN gehen zur Musik durcheinander kreuz und quer durch den Raum. Dabei umgehen sie die Karten als Hindernisse, versuchen, diese nicht zu berühren.

Bei Musikstopp bleiben alle an der ihnen am nächsten liegenden Karte einer beliebigen Farbe stehen. Anschließend gehen sie zu den weiteren drei Farben. Sind alle Farben im Spiel, dann geht Person A, die bei Musikstopp an einer gelben Karte steht, von dort zu einer roten, einer blauen und einer grünen und wartet dort darauf, dass die Musik wieder einsetzt. Wer an einer roten Karte zum Stehen kommt, geht anschließend zu Blau, Grün und Gelb.

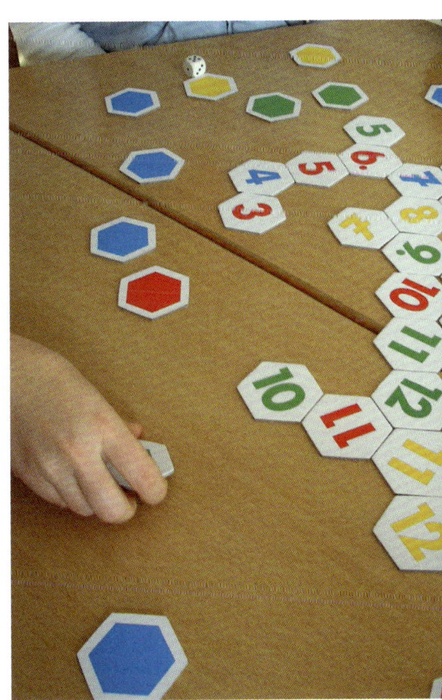

Farbe = Bewegung

Alle Karten werden mit der Farbfläche nach oben auf dem Boden verteilt. Die TN gehen zur Musik durcheinander kreuz und quer durch den Raum. Bei Musikstopp bleiben alle an einer Farbkarte stehen. Abhängig von der Farbe, ist dort jeweils eine vorher festgelegte Bewegung auszuführen, zum Beispiel:

Rot = rechten Arm heben.
Blau = linken Arm heben.
Gelb = linkes Bein Tippschritt nach vorn.
Grün = rechtes Bein Tippschritt nach vorn.

Sobald die Musik erneut einsetzt, gehen alle wieder durcheinander bis zum nächsten Musikstopp.

Farbfolgen merken

Die Karten liegen so auf dem Boden, dass die Farbfläche sichtbar ist. Die AP nennt bei Musikstopp eine kurze Farbfolge mit zwei, drei oder vier Elementen, zum Beispiel: blau – gelb – grün. Die TN gehen durch den Raum und tippen in der genannten Reihenfolge Farbplättchen an.

Sind alle bei der letzten Farbe angekommen, setzt die Musik wieder ein. Beim nächsten Musikstopp nennt die AP eine nächste Folge. Nach sechs bis zehn Durchgängen folgt eine neue Aufgabe.

Raumwege einprägen

Ohne Musik. Die Karten liegen unsortiert so auf dem Boden, dass die Farbfläche sichtbar ist. Auf ein Startzeichen der AP hin gehen die TN langsam und sehr bewusst einen Raumweg, entlang an bestimmten Farbplättchen ihrer Wahl. Sie merken sich Farbfolge und Positionen der einzelnen Anlaufpunkte. Die Anzahl der Stationen, also die Länge des Weges, hängt vom Trainingszustand der Gruppe bzw. der Einzelnen ab. Um zunächst die Aufgabe zu verstehen, ist es oft günstig, mit nur drei Farbkarten zu beginnen und dann langsam zu steigern. Mit entsprechender Übung schaffen es viele, sich Wege über bis zu zehn Stationen einzuprägen.

Beim Einprägen des Wegs kommt es nicht aufs Tempo an. Hier können die TN sich Zeit lassen. An die Phase des Einspeicherns schließt sich eine bewusste Ablenkung an. Dazu gibt die AP eine Aufgabe, bei der sich alle aktiv beteiligen müssen. Zum Beispiel wird gemeinsam im Chor ein langes Wort rückwärts buchstabiert. Alternativ kann eine Bewegungsaufgabe gestellt werden.

Danach gehen alle TN noch einmal ihren ganz persönlichen Raumweg. Sind sie sicher, dass alle Stationen stimmen oder gibt es Zweifel? Es kommt nicht aufs richtige Ergebnis an, sondern das Training besteht im Bemühen darum!

Zahlen antippen

Ohne Musik. Die Karten liegen so am Boden, dass die Zahlen sichtbar sind. Die Gruppenleitung nennt eine zwei-, drei- oder vierstellige Zahl. Die TN gehen in der entsprechenden Reihenfolge zu den Zahlenkärtchen und tippen sie kurz mit der Fußspitze an. Lautet die genannte Zahl zum Beispiel 481, dann geht der Weg von der 4 zur 8 und schließlich zur 1.

Zahlenfolgen finden

Ohne Musik. Die Karten liegen so am Boden, dass die Zahlen sichtbar sind. Es bilden sich Farbgruppen – das rote, das blaue, das gelbe und das grüne Team. Für jede Gruppe gilt es, möglichst zügig die Zahlen der eigenen Farbe in aufsteigender Reihenfolge zu finden und anzulaufen.

Alle gehen durcheinander. Entdeckt jemand vom blauen Team die blaue 1, so ruft er oder sie die Gruppe zusammen. Alle treffen sich bei der 1 und schwärmen dann wieder aus, um die 2 zu suchen. Dieses Vorgehen wiederholt sich, bis die erste Mannschaft bei der 12 angekommen ist. Dann endet das Spiel.

In einer nächsten Runde werden die Zahlen in absteigender Reihenfolge gesucht – zuerst die 12 und dann rückwärts bis zur 1.

Kopfrechnen

Ohne Musik. Die Gruppenleitung gibt eine Zahl vor. Die TN sollen diese zunächst aus zwei, später aus drei oder vier Elementen zusammensetzen. Wird zum Beispiel die 5 genannt, die aus zwei Zahlen addiert werden soll, so kann eine TN zuerst zu einer 1 und dann zu einer 4 gehen. Ein anderer TN geht zuerst zu einer 3, dann zu einer 2. Dasselbe lässt sich mit anderen Rechenarten durchführen.

Zahlen aufdecken

Die Karten liegen so auf Tischen, Regalen, Fensterbänken usw. aus, dass alle gut von den TN erreicht werden können. Nur die Farbfläche ist sichtbar, die Zahlen sind verdeckt.

Die TN gehen, in vier Farb-Mannschaften aufgeteilt, durcheinander im Raum umher. Aufgabe ist dabei, die Karten der eigenen Farbe in aufsteigender Reihenfolge zu finden. Das heißt, die Karten werden jeweils im Vorbeigehen kurz aufgedeckt, um die Zahl anzusehen. Ist es die gesuchte, bleibt sie offen liegen. Ist es eine andere, wird die Karte wieder umgedreht. Das Spiel ist beendet, sobald alle Karten einer Mannschaft offen liegen.

Das rote Team geht im Raum umher, deckt zuerst eine 3 auf. Diese wird sofort wieder umgedreht, und die Suche geht weiter. Mehrere Karten werden auf- und wieder zugedeckt. Schließlich hat die Mannschaft Glück. Die aufgedeckt Karte ist die rote 1. Diese bleibt offen liegen. Anschließend geht die Gruppe auf die Suche nach der 2. Dabei erinnert sich ein TN, wo er die zuvor schon gesehen hat. In gleicher Weise geht die Suche weiter.

Je nach Gruppe, werden zunächst nur die Zahlen von 1 bis 6 eingesetzt. Später kommen nach und nach mehr ins Spiel.

Bilder & Wörter

Für die folgenden Beispiele werden kleine Bild- und Wortkarten benötigt. Diese können selbst geschrieben bzw. gezeichnet oder aus vorhandenen Spielen (zum Beispiel Memorys®) entnommen werden. Bei mehrfachem Gebrauch ist es sinnvoll, die Karten zu laminieren. Dann sind sie griffig und außerdem gut zu reinigen. Wichtig ist, die Ecken abzurunden (Verletzungsgefahr!).

Es ist möglich, sofern vorhanden, die großen Bildtafeln aus der PLAUDERTASCHE[3] für die Kennzeichnung der Themen-Ecken als Übersicht über die Kategorien – zum Beispiel „Möbel", „Haushalt", „Nahrungsmittel" und „Kleidung" – einzusetzen.

Andernfalls werden Themen-Schilder selbst hergestellt, das heißt geklebt, geschrieben oder gezeichnet.

Die kleinen Kärtchen oder Zettel zum Sortieren und Zuordnen werden im Vorfeld von der AP erstellt, eventuell handschriftlich, gemeinsam mit einzelnen TN. Motivierend – und eine weitere kognitive Aufgabe – ist es, wenn die Gruppe vorher gemeinsam Begriffe zu den einzelnen Kategorien sammelt und aufschreibt.

Interessant ist vor allem, die Themen zum Anlass für Gesprächsrunden zu nehmen. Über Lebensmittel, Abfall usw. kann schließlich jeder etwas erzählen.

Bei allen folgenden Aufgaben geht es darum, kleine Kärtchen oder Zettel nach bestimmten Vorgaben zu sortieren und in vorgegebene „Themen-Ecken" zu tragen. Alle TN ziehen eine Karte aus einem Pool bzw. von einem Stapel an einem zentralen Ort im Raum, tragen die Bild- oder Wortkarte fort, legen sie in die passende Themen-Ecke und holen sich danach die nächste Karte, quasi als nächsten „Arbeitsauftrag".

Die vier Ecken des Raums werden mit je einem Schild gekennzeichnet. Dort steht ein kleiner Behälter zum Ablegen der Karten.

Die Karten enthalten
- nur Bilder oder
- nur Wörter oder
- einen Mix aus Bildkarten und Wortkarten.

Beispiele für Themen

Lebensmittel
- Gemüse.
- Obst.
- Milchprodukte.
- Getränke.

Die dazugehörigen Karten enthalten – als Wort oder als Bild – zum Beispiel: Orange, Kopfsalat, Apfel, Gurke, Kaffee, Joghurt, Birne, Käse, Saft, Quark, Tomate …

Abfall
- Papier.
- Gelber Sack.

3 Friese, Andrea/Halbach, Anne: Plaudertasche, Vincentz Network, Hannover 2010

- Biomüll.
- Restmüll.

Die dazugehörigen Karten enthalten – als Wort oder als Bild – zum Beispiel: Konservendose, Apfelschalen, Zeitschrift, Papiertaschentuch, Blisterverpackung, Brötchentüte, Plastiklöffel …

Tiere

- Fische.
- Vögel.
- Insekten.
- Säugetiere.

Die dazugehörigen Karten enthalten – als Wort oder als Bild – zum Beispiel: Forelle, Amsel, Biene, Hund, Wespe, Meise, Ameise, Katze, Hering, Lachs, Pferd …

Dies & das

- Alles, was gelb ist.
- Alles, was rund ist.
- Alles, was schwer ist.
- Alles, was flüssig ist.

Die dazugehörigen Karten enthalten – als Wort oder als Bild – zum Beispiel: Globus, Stein, Wasser, Sonnenblume, Blei, Kugel, Zitrone, Mehlsack, Tee, Safran, Essig …

Anfangsbuchstaben

- Alles mit A.
- Alles mit B.
- Alles mit D.
- Alles mit E.

Die dazugehörigen Karten enthalten ausschließlich Bilder. Es geht darum, passende Begriffe zu den Motiven zu finden und diese nach Anfangsbuchstaben zu sortieren. Dabei gibt es oft mehrere Möglichkeiten. Zum Beispiel kann Person A ein Tierbild zum A zuordnen, weil ihr dazu „Affe“ einfällt. Person B erkennt dagegen ganz deutlich einen „Berggorilla“ und sortiert die Karte in die B-Ecke.

Buchstabenzahl

- Wörter mit drei Buchstaben.
- Wörter mit vier Buchstaben.
- Wörter mit fünf Buchstaben.
- Wörter mit sechs Buchstaben.

Die dazugehörigen Karten enthalten – als Wort oder als Bild – zum Beispiel: Hase, Tür, Watte, Haus, Tasse, Teller, Bürste, Wand, Pol, Buch, Bad, Gabel, Messer …

Zwei rechts, eins links – Die Koordination trainieren

Bei den folgenden Vorschlägen liegt der Schwerpunkt auf Bewegungen der Hände und Finger. Damit soll ein Ausgleich geschaffen werden zu den im vorigen Kapitel beschriebenen Übungen, bei denen das Gehen im Mittelpunkt steht.

Hier können (fast) alle alten Menschen sich beteiligen, auch die weniger mobilen. Die Hände bzw. die Finger einzusetzen, ist gleichzeitig eine gute Möglichkeit, um Bewegungsmuffel sachte an Körpertraining heranzuführen.

Merke:
Bewegungen mit
- ***Fingern/Händen,***
- ***Füßen/Zehen,***
- ***Gesichtsmuskeln/Zunge***

erhöhen besonders intensiv die Durchblutung eines Teils der Großhirnrinde (dem so genannten somatischen Cortex). Im Vergleich zu anderen Körperteilen sind diese Partien übergroß vertreten.

Wichtig:
Bei allen nachfolgend beschriebenen Beispielen sollte die AP den Teilnehmenden immer wieder erläutern, welchem Ziel das jeweilige Spiel oder die Übung dient: Die koordinativen Fähigkeiten verbessern und damit das Gehirn für seine alltäglichen Aufgaben trainieren.
Konkrete Beispiele für Alltagssituationen können je nach Übung und Kenntnissen der Teilnehmenden hinzugefügt werden.

Fehlt eine solche Erklärung, kann schnell der Eindruck von „kindischen Spielchen" entstehen.

Hände schütteln

Die TN begrüßen sich gegenseitig per Handschlag. Jeder TN schüttelt jedem bzw. jeder anderen die Hände. Dabei wird bewusst sowohl die rechte als auch die linke Hand eingesetzt – zuerst nacheinander, dann gleichzeitig, auch über Kreuz.

Alle schütteln ihre eigenen Hände kräftig aus. Anschließend Gespräch über die eigene Wahrnehmung: Wie fühlen sich die Hände an? Kalt, warm, angespannt, entspannt, weich, fest ...
Alle TN experimentieren mit ihren eigenen Händen:

- lockern,
- kneten,
- schütteln,
- Finger einzeln ausstreichen,
- anspannen und entspannen,
- eine Hand gibt, die andere nimmt (pantomimisch),
- beide Hände „kämpfen" gegeneinander,
- Hände massieren sich gegenseitig,
- drücken Gefühle aus (Abwehr, Kampf, Schmerz, Schutz, Wut, Verlangen, Sehnsucht, Zärtlichkeit, Zuwendung ...)
- dicht am Körper entlang führen,
- möglichst weit weg vom Körper bewegen,
- ...

Meine Hände – deine Hände

Die Gruppe sitzt um einen Tisch herum. Alle legen ihre Hände nebeneinander vor sich auf den Tisch. Reihum sollen nun die TN im Uhrzeigersinn mit den Händen kurz auf den Tisch klatschen. Die Abstände zwischen den Klatschern sollen möglichst kurz sein. Das heißt, jeder muss aufpassen, wann er bzw. sie an der Reihe ist und dann schnell zuerst mit der rechten, dann mit der linken Hand kurz auf den Tisch klatschen. Sofort schließt sich die linke Nachbarin an und macht genauso weiter.

So wird das Klatschen für einige Runden fortgesetzt, am besten in immer weiter beschleunigter Geschwindigkeit. Dann wird die Richtung gewechselt.

Variation 1: Wie oben, aber alle TN kreuzen ihre Arme, so dass ihre linke Hand rechts liegt und die rechte links. Die Hände sollen wieder reihum auf den Tisch klatschen.

Variation 2: Wie oben, aber die Hände der benachbarten Spielerinnen und Spieler sind gekreuzt. Das heißt, jeder legt die linke Hand über und die rechte Hand unter die der nebenan sitzenden Person. Nun sollen die Hände wieder reihum auf den Tisch klatschen. Doch wem gehört denn bloß die nächste Hand? Ist es deine oder meine?

Variation 3: Klatscht eine Hand zweimal kurz hintereinander, so wechselt die Bewegungsrichtung.

Variation 4: Es klatscht nicht jede Hand auf den Tisch, sondern nur jede dritte. Diese Version ist schon schwierig, erfordert meist vielfaches Üben der vorherigen Formen.

Variation 5: Wie oben, aber anstelle des Händeklatschens stampfen die TN mit den Füßen.

Finger hoch!

Beide Hände liegen flach auf einem Blatt mit vorgezeichneten Hand-Konturen, Handflächen nach unten. Über den Fingern stehen Ziffern. Die Zuordnung der Ziffern wird immer wieder verändert.

- Auf Ansage die entsprechenden Finger kurz anheben und wieder ablegen: Bei 3 linken Zeigefinger heben, bei 7 rechten Mittelfinger usw. (siehe Abb. 1).

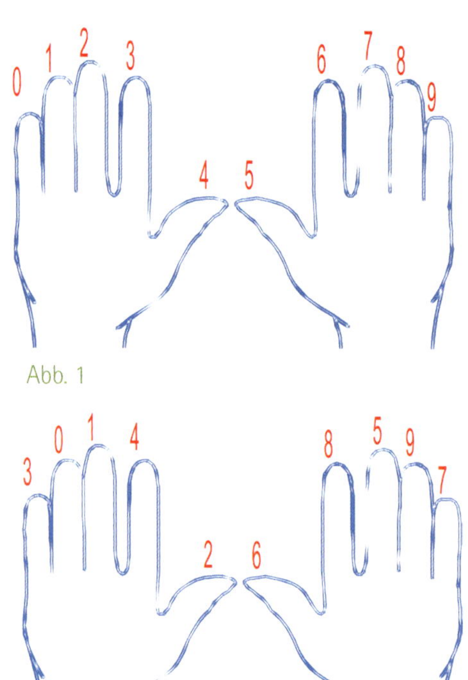

Abb. 1

Abb. 2

- Wie oben, aber die Ziffern werden neu angeordnet. Dabei bleibt die Zuordnung 0 bis 4 bei der linken und 5 bis 9 bei der rechten Hand bestehen (siehe Abb. 2).
- Wie oben, aber es werden jeweils zwei Zahlen genannt. Nun sollen beide Finger gleichzeitig angehoben werden.
- Wie oben, aber es wird eine mehrstellige Zahl genannt. Die entsprechenden Finger werden nacheinander kurz angehoben. Bei 8.246 zum Beispiel gehen nach Abb. 1 rechter Ringfinger, linker Mittelfinger, linker Daumen und rechter Zeigefinger in die Höhe. Wird Abb. 2 als Vorlage benutzt, sind es rechter Zeigefinger, linker Daumen, linker Zeigefinger und rechter Daumen.
- Wie oben, aber es wird immer eine Folge von zwei, drei, vier oder fünf Ziffern genannt. Erst nachdem die letzte Ziffer genannt ist, werden die Finger nacheinander angehoben.
- Wie oben, aber anstelle von Ziffern werden den Fingern Farben zugeordnet. Diese können durch Markierungen mit bunten Stiften angegeben werden. Ein-

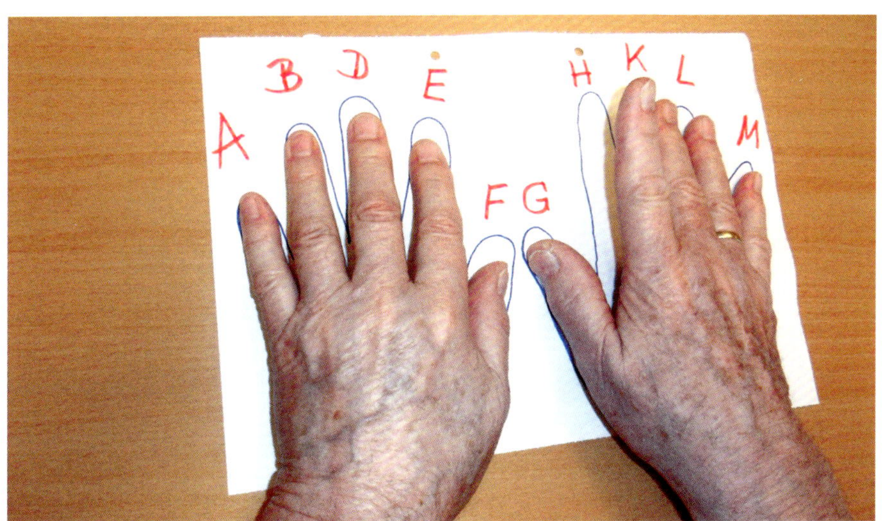

facher und für die TN meist mit mehr Spaß verbunden, ist das Aufstecken von farbigen Haargummis.
An beiden Daumen stecken dann zum Beispiel rote, an beiden Zeigefingern blaue, an den Mittelfingern gelbe Ringe usw. Bei Ansage der Farbe werden die entsprechenden Finger gehoben.

- Wie oben, aber die Farben werden an beiden Händen unterschiedlich gesteckt. Das heißt, rote Ringe stecken zum Beispiel auf dem linken kleinen Finger und auf dem rechten Daumen, gelbe auf dem linken Mittel- und dem rechten Ringfinger usw. Beim Nennen der jeweiligen Farbe müssen dann immer zwei unterschiedliche Finger an den beiden Händen gehoben werden.

- Wie oben, aber ohne jede Symmetrie. Da können Farben an einer Hand doppelt oder mehrfach auftauchen, an der anderen dafür überhaupt nicht. So wird es richtig kompliziert, vor allem, wenn die Finger nicht nacheinander, sondern wirklich gleichzeitig gehoben werden sollen.

- Wie oben, anstelle von Farben werden Naturmaterialien eingesetzt: Kastanien, Bucheckern, Eicheln, Haselnüsse, Walnüsse usw. Diese liegen in unterschiedlichen Kombinationen vor den Fingern. Bei der Ansage „Eichel" gehen die entsprechenden Finger in die Höhe, wird die „Kastanie" genannt, sind andere Finger an der Reihe.

Hand in Hand

Die TN sitzen am Tisch. Reihum nimmt immer ein TN wahlweise mit einer Hand oder mit beiden Händen eine selbst gewählte Position ein, für alle sichtbar auf der Tischplatte, zum Beispiel:

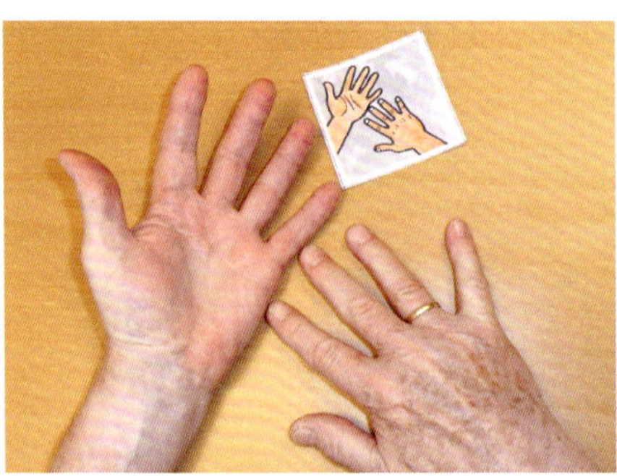

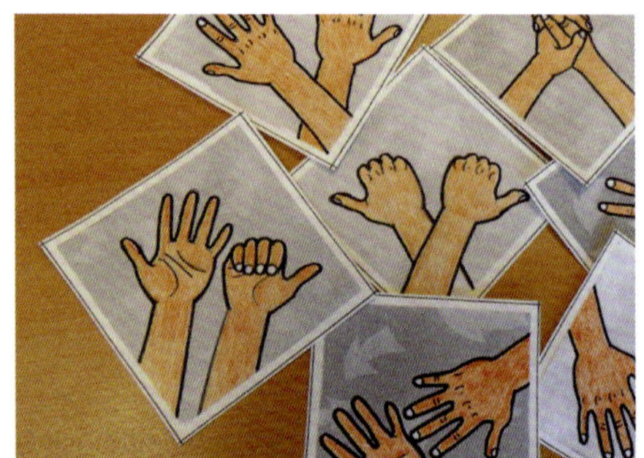

- Linke Hand, Daumen und Zeigefinger ausgestreckt, die übrigen Finger gebeugt.
- Rechter Arm liegt über dem linken, beide Handrücken sind zu sehen, rechter Mittelfinger ausgestreckt, alle übrigen Finger gebeugt.
- Beide Hände gefaltet, linker Daumen liegt oben usw.

Alle anderen TN ahmen so schnell wie möglich die jeweils vorgegebene Handhaltung nach. Dabei achten sie genau darauf, dass alle Vorgaben eingehalten werden – Arme gerade nebeneinander oder gekreuzt, rechte oder linke Hand, die richtigen Finger gestreckt oder gebeugt usw.

Haben alle die richtige Position eingenommen, eventuell noch mal korrigiert, macht der nächste TN eine neue Vorgabe.

Alternativ: Wie oben, aber die Vorgaben für die Handhaltung kommen nicht von den TN. Stattdessen gibt es Bildkarten, die reihum aufgedeckt werden. Sobald eine Karte offen auf dem Tisch liegt, nehmen alle TN möglichst schnell die darauf vorgegebene Handhaltung ein.

Die Karten werden von der AP selbst angefertigt mit einfachen Strichzeichnungen. Alternativ kann das Verlagsspiel „Hands up"[4] benutzt werden. Darauf sind jedoch die Motive je Karte vier Mal in vier verschiedenen Farben vorhanden, jeweils gedreht. Das irritiert oft alte Menschen. Deshalb ist es meist günstiger, die Vorlagen selbst herzustellen.

Ob die TN besser mit eigenen oder mit den Karten-Vorgaben zurechtkommen, ist individuell verschieden. Einfach ausprobieren und am besten als Herausforderung die Form wählen, die als schwieriger empfunden wird.

4 Zeimet, Jaques: Hands up, Schmidt Spiele, Berlin, o. J.

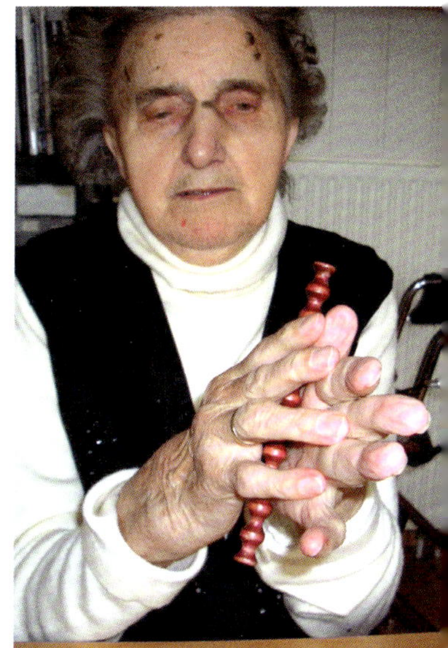

Stäbchen-Rotation

Für die folgenden Übungen werden dünne, runde Holzstäbchen benötigt. Diese sollten einen Durchmesser von ca. einem Zentimeter haben und ca. 25 cm lang sein. Solche Rundhölzer sind in Baumärkten erhältlich und können auf Länge gesägt werden. Alternativ lassen sich lange Bleistifte einsetzen.

- Das Stäbchen liegt auf dem Tisch. Mit Daumen und Zeigefinger zwirbeln, so dass eine Propellerbewegung entsteht. Nacheinander beide Hände und unterschiedliche Finger für die Bewegung einsetzen, also Daumen und Mittelfinger usw.
- Wie oben, aber synchron mit beiden Händen zwei Stäbchen zwirbeln.
- Wie oben, aber die Stäbchen gegenläufig bewegen: eines dreht sich im Uhrzeigersinn, das andere in die entgegengesetzte Richtung.
- Ein Stäbchen senkrecht vor dem Körper halten. Nun mit nur einer Hand unter Einsatz von Daumen, Zeigefinger und Mittelfinger das Holz um seine Längsachse drehen, jeweils in beide Richtungen: zum Körper hin und vom Körper weg. Im Wechsel mit rechter und linker Hand.
- Wie oben, aber synchron mit zwei Stäbchen, eines in der rechten, eines in der linken Hand.
- Wie oben, aber die Stäbchen drehen sich gegenläufig. Richtungen wechseln.
- Ein Stäbchen mit einer Hand senkrecht wie ein Lot vor dem Körper positionieren. Die andere Hand auffangbereit ca. 20 bis 30 Zentimeter tiefer halten. Stift senkrecht fallen lassen und mit der unteren Hand auffangen. Fanghände wechseln rechts und links.
- Noch wirksamer es, wenn zu Paaren geübt wird. A hält das Stäbchen und lässt es ohne Ankündigung fallen. B fängt. Anschließend wird gewechselt.
- Für die Durchführung zu Paaren eignen sich auch längere Stäbe, zum Beispiel Pappkerne aus Geschenkpapierrollen, Zeitungsrollen oder Gymnastikstäbe.

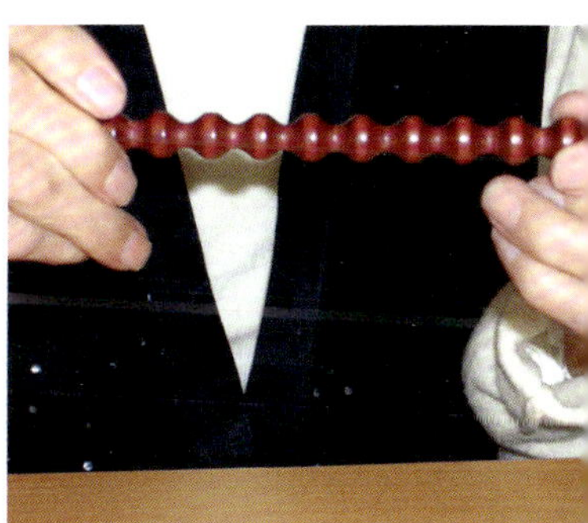

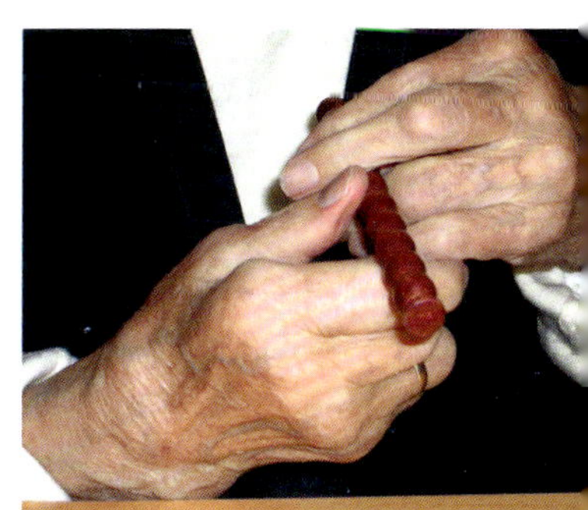

Kastanien, Nüsse & Co.

Bei den folgenden Geschicklichkeitsübungen kommen kleine, mehr oder weniger runde Naturmaterialien zum Einsatz: Kastanien, Walnüsse, Eicheln oder Ähnliches, alternativ sehr kleine Bälle oder große Murmeln. Pro Person sind zwei bis vier Gegenstände nötig.

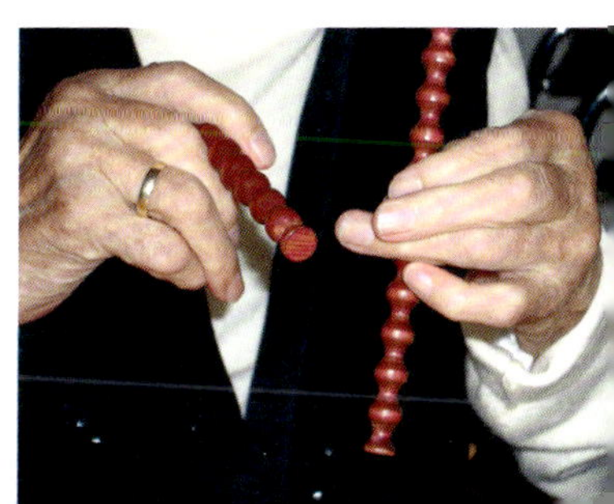

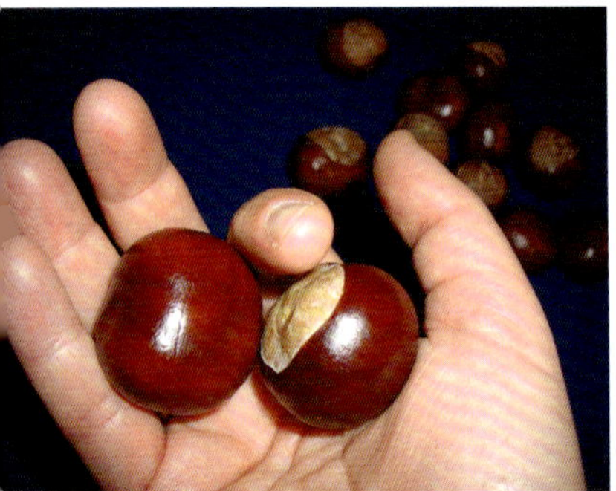

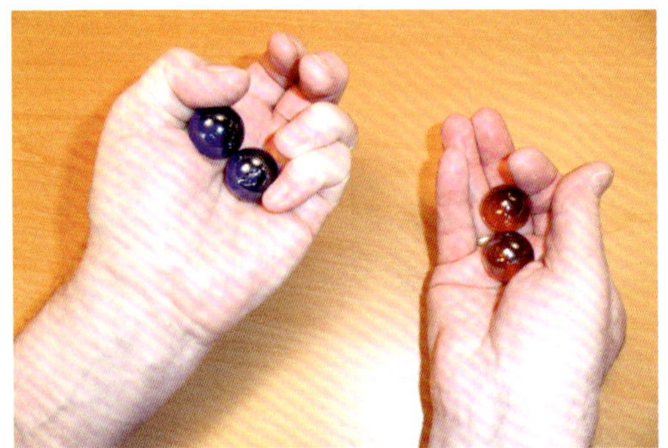

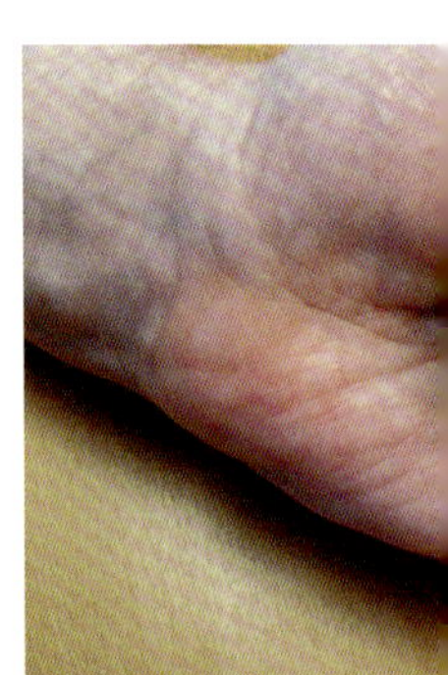

- Eine Kastanie zwischen beiden Handflächen rollen. Dabei bewusst an den Außenrändern der Hand entlang rollen, einmal an der rechten, einmal an der linken Hand.
- Beide Hände offen vor dem Körper halten. Eine Kastanie im schnellen Wechsel von der linken in die rechte Hand kullern lassen und umgekehrt.
- Zwei Kastanien in eine Hand legen. Beide nur durch Bewegungen der Finger, ohne Zuhilfenahme der anderen Hand, umeinander kreisen lassen. Nach einigen Umrundungen die Richtung wechseln. Abwechselnd mit beiden Händen üben, rechts und links.
- Wie oben, aber mit beiden Händen gleichzeitig üben. In jeder Hand liegen zwei Kastanien, die umeinander kreisen. Beide Hände bewegen sich synchron in die gleiche Richtung.
- Wie oben, aber beide Hände bewegen sich gegenläufig: in einer kreisen die Kastanien nach außen, in der anderen nach innen.
- Eine Kastanie mit einer Hand wenige Zentimeter in die Höhe werfen und mit derselben Hand auffangen. Mehrere Würfe.
- Wie oben, aber eine Hand wirft, die andere fängt. Mehrere Wechsel.
- Wie oben, aber in beiden Händen liegt je eine Kastanie. Beide gleichzeitig kurz in die Höhe werfen und mit derselben Hand auffangen.
- Wie oben, aber die Flugbahnen der Kastanien kreuzen sich. Die mit der rechten Hand geworfene wird links aufgefangen und umgekehrt. Mehrere Wechsel.

Punktgenau & schnell

Hier geht es darum, die Finger zielsicher zu steuern und schnell zu bewegen. Benötigt wird ein Steckbrett mit kleinen Stäbchen, zum Beispiel das klassische Steckspiel „Solitär", außerdem eine Stoppuhr oder eine Uhr mit Sekundenzeiger. Es kommt aufs Tempo an. Dieses sollte nach längerer Übungsphase möglichst gesteigert werden. Klappt die Übung mit der linken Hand genauso gut, das heißt ebenso schnell, wie mit der rechten?

Zeitwerte sollten am besten dokumentiert werden, um Trainingserfolge sichtbar zu machen und Motivation zu schaffen.

- Alle Stäbchen griffbereit neben das Brett legen. Beim Startzeichen beginnen und nur mit Daumen und Zeigefinger der rechten Hand jeweils ein Stäbchen ergreifen,

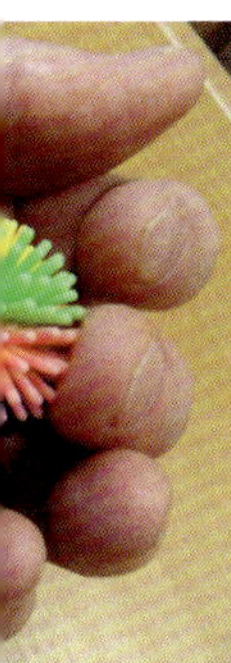
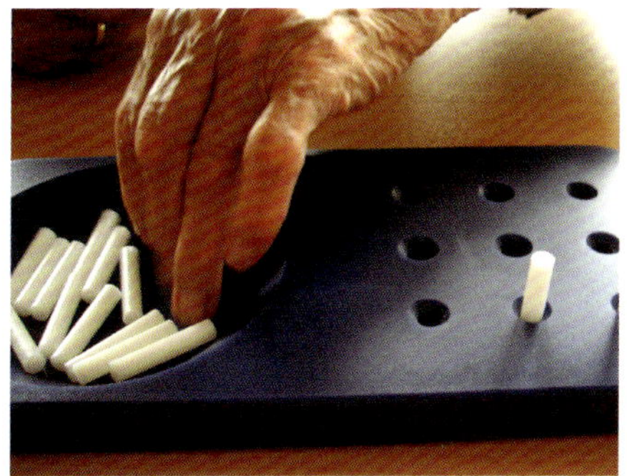
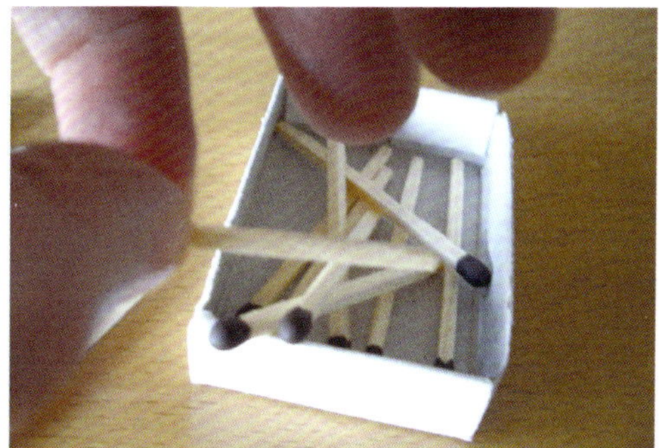

ins Loch stecken und dann erst das nächste zur Hand nehmen. Möglichst schnell alle Stäbchen in Position bringen. Sind alle Stäbchen gesteckt, diese ebenfalls einzeln wieder herausziehen und in die Ausgangsposition zurücklegen. Die dafür benötigte Zeit stoppen. Danach Handwechsel.

- Wie oben, aber im Wechsel einmal die rechte, einmal die linke Hand benutzen.
- Wie oben, aber die Stäbchen immer nur mit Daumen und Mittelfinger greifen.
- Wie oben, aber die Stäbchen immer nur mit Daumen und Ringfinger greifen.
- Wie oben, aber immer mit derselben Hand. Dabei im gleichbleibenden Wechsel immer andere Finger benutzen: Daumen – Zeigefinger, Daumen – Mittelfinger, Daumen – Ringfinger, Daumen – Zeigefinger usw. Handwechsel.
- Ist kein Steckbrett verfügbar, kann die Übung alternativ mit Streichhölzern durchgeführt werden. Dann gilt es, die Hölzchen einzeln zu ergreifen und in die Schachtel zu legen. Als Erschwernis kann dann die Aufgabe lauten: Immer im Wechsel ein Hölzchen mit dem Kopf nach unten und eines mit dem Kopf nach oben zu legen.
- Wie oben, aber die Übungen werden mit Fingerhandschuhen durchgeführt.

Seit tipp, Arm knick

Im Sitzen, möglichst auf dem vorderen Drittel des Stuhls, Füße etwa schulterbreit auseinander, Fußsohlen auf dem Boden. Hier sollen Arme und Beine gleichzeitig unterschiedliche Bewegungen ausführen.

- Mit dem linken Fuß kurz neben dem rechten auftippen, zurück zur Ausgangsposition, dann umgekehrt, das heißt mit dem rechten Fuß neben den linken tippen und zurück zur Ausgangsposition. Diese Bewegungsfolge eine Zeit lang bei gleich bleibendem Takt ausführen.
- Wie oben, aber zusätzlich beide Arme bewegen: Oberarme liegen am Körper, im Ellbogen einknicken, beugen und kurz auf die Schultern tippen – rechte Hand auf die rechte, linke Hand auf die linke Schulter. Immer im Wechsel Arme beugen und strecken in gleichbleibendem Takt.
- Wie oben, aber Arm- und Beinbewegungen werden zeitgleich ausgeführt.
- Wie oben, aber die Arme bewegen sich gegengleich: ein Arm ist gebeugt, der andere gestreckt im Wechsel.
- Wie oben, aber mit Musikbegleitung. Geeignet sind alle Musiken zum Gehen. Kommt die akustische Begleitung nicht aus der Konserve, sondern wird stattdes-

sen ein Wanderlied gesungen, ist das zusätzlich ein Atemtraining. Außerdem lässt sich so die Geschwindigkeit am besten anpassen.

Oben Rot, unten Blau

Im Sitzen am Tisch. Es geht darum, auf Farbsignale zu reagieren. Das wird richtig schwierig, wenn Arme und Beine unterschiedliche Aufgaben ausführen sollen.

Farbplättchen, zum Beispiel aus dem Spiel „Wabe“[5], oder selbst hergestellte Karten, werden auf dem Boden ausgelegt. Je TN sind jeweils ein bzw. zwei Plättchen in Blau, Rot, Gelb und Grün nötig.

- Auf Ansage die entsprechende Farbe mit einer Fußspitze antippen.
- Wie oben, aber zusätzlich zur Farbe wird angesagt, welcher Fuß tippen soll: „Rot rechts“, „Gelb links“ usw.
- Wie oben, aber alle TN haben nicht nur die vier Farbplättchen auf dem Boden vor sich, sondern zusätzlich die gleichen Farben in gleicher Folge auf dem Tisch. Jetzt lautet die Ansage zum Beispiel „oben Rot, unten Blau“. Dann tippt eine Hand auf ein rotes Plättchen und gleichzeitig ein Fuß auf ein blaues.
- Wie oben, aber die Plättchen liegen auf dem Tisch und auf dem Boden in unterschiedlicher Anordnung.

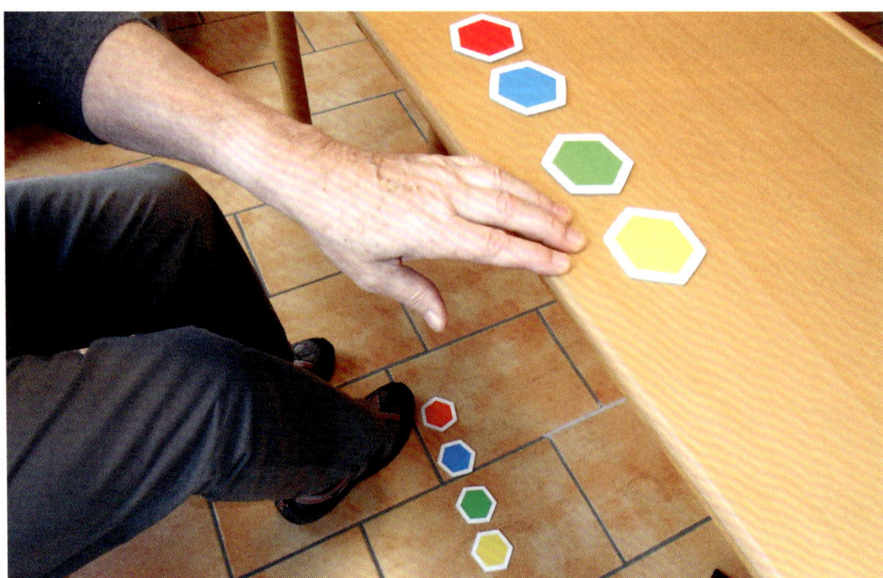

5 Jasper, Bettina M.: Wabe. Spaß haben und trainieren mit Farben und Zahlen, Vincentz Network 2009

- Wie oben, aber es wird vereinbart, dass die erstgenannte Farbe immer für den Tisch, die zweitgenannte für den Boden gilt. Dann kommt die Seitenvorgabe hinzu, zum Beispiel „Grün links, Blau rechts“ bedeutet nun: linke Hand auf das grüne Plättchen legen, rechten Fuß auf das blaue tippen.

Oben 1, unten 4

Im Sitzen am Tisch. Es geht darum, auf gewürfelte Zahlen unterschiedlich zu reagieren. Zahlenplättchen, zum Beispiel aus dem Spiel „Wabe“[6], oder selbst hergestellte Karten, werden auf dem Tisch und auf dem Boden ausgelegt. Je TN sind jeweils zwei Kartensätze von 1 bis 6 nötig. Ein Satz liegt auf dem Tisch, der andere auf dem Boden. Außerdem sind zwei Augenwürfel im Einsatz.

- Zahlenkarten von 1 bis 6 liegen sortiert auf dem Tisch. Würfeln und anschließend möglichst schnell die gewürfelte Zahl mit einer Hand antippen. Dabei im Wechsel einmal die rechte, einmal die linke Hand benutzen.
- Wie oben, aber die Karten von 1 bis 6 liegen auf dem Boden. Nach dem Würfeln wird die entsprechende Zahl mit einer Fußspitze angetippt. Dabei im Wechsel einmal den rechten, einmal den linken Fuß benutzen.
- Wie oben, aber nun liegen sowohl auf dem Tisch als auch auf dem Boden die Zahlenkarten. Beide Würfel sind im Einsatz. Es wird mit rechter und linker Hand

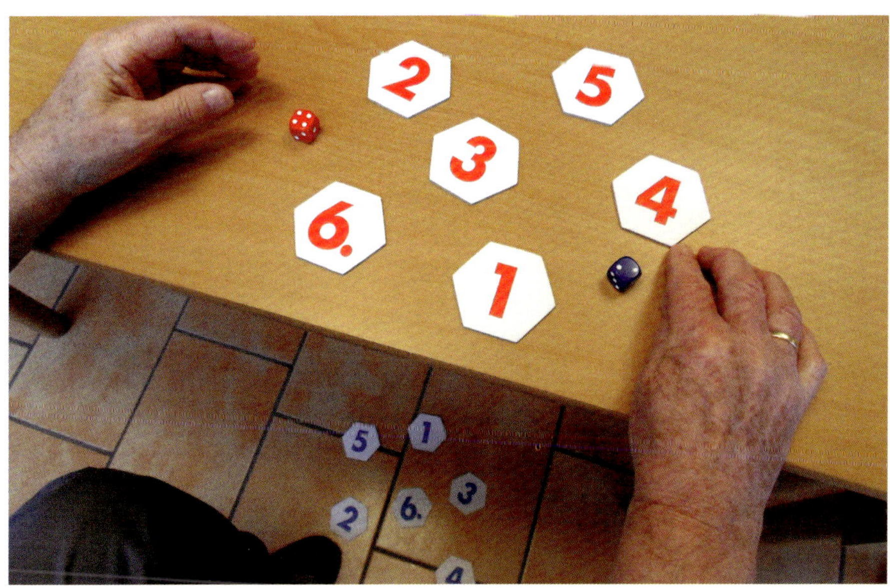

6 Jasper, Bettina M.: Wabe. Spaß haben und trainieren mit Farben und Zahlen, Vincentz Network 2009

gleichzeitig gewürfelt. Der linke Würfel gibt an, welche Zahl auf dem Tisch angetippt werden soll, der rechte gilt für die Zahlen auf dem Boden.

- Erleichtert wird die Zuordnung, wenn anstelle zweier gleicher Augenwürfel zwei verschieden farbige benutzt werden, zum Beispiel aus dem Spiel „KlickKlack“[7]. In diesem Fall gilt der blaue Würfel für die blauen Zahlen auf dem Boden, der rote für die roten Karten auf dem Tisch.
- Diese Spielform ist sehr anspruchsvoll und nur gut trainierten TN mit viel Übung durchführbar.

Bunt herum

In der Gruppe, sitzend oder stehend im Kreis. Benötigt werden verschiedene Bewegungs- oder Alltagsmaterialien, zum Beispiel Tücher, Bälle, Schaumstoffwürfel usw. Es geht darum, die Gegenstände möglichst schnell in der richtigen Art und Weise bzw. in die richtige Richtung weiterzugeben. Dabei sind zügige Entscheidungen nötig. Es wird mit einem Gerät angefangen. Nach und nach kommen immer mehr Teile dazu.
Einen Ball schnell weiterreichen von einem TN zum nächsten TN in der Runde: rechts herum, links herum im Wechsel.
Wie oben, aber ein Ball wird im Uhrzeigersinn weitergereicht, der andere entgegengesetzt, zum Beispiel der rote rechts herum, der gelbe links herum.

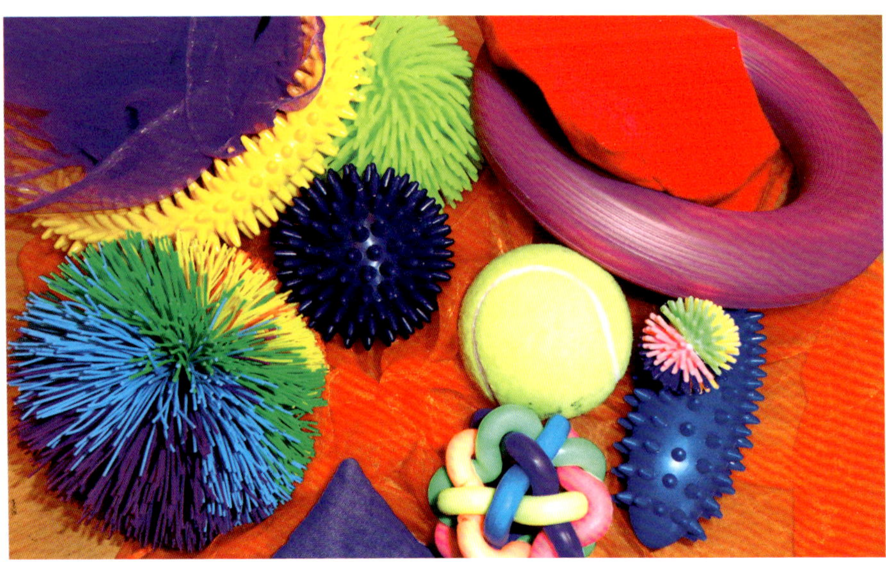

7 Jasper, Bettina M.: KlickKlack, Das Würfelspiel für 2, Vincentz Network 2010

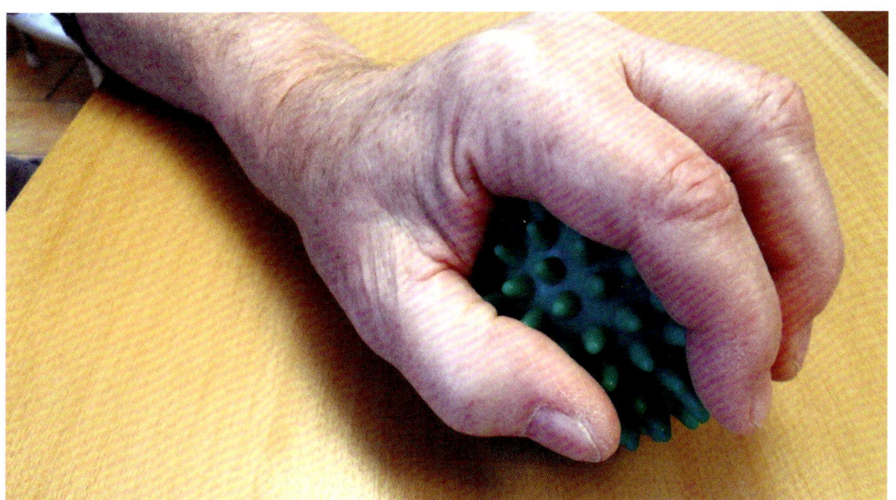

- Wie oben, aber für die unterschiedlichen Gegenstände, die im Umlauf sind, gelten jeweils unterschiedliche Regeln, zum Beispiel:
  - alles Runde mit der linken Hand greifen und weitergeben, alles andere mit der rechten.
  - alles Einfarbige links herum, alles Mehrfarbige nach rechts.
  - Eckiges an den übernächsten TN in der Runde, alles andere an den nächsten usw.
- Wie oben, aber gleichzeitig wird ein großer Ball, ein Wasserball oder Ähnliches, mit den Füßen im Kreis herum gerollt.

Bälle rollen

Im Sitzen am Tisch. Die Gruppe verteilt sich gleichmäßig an allen Tischseiten. Die TN rollen einander kreuz und quer die Bälle zu, so dass möglichst keiner auf den Boden fällt. Dabei sollte darauf geachtet werden, dass der Ball bei jedem Wechsel wirklich mit der ganzen Hand ergriffen und dann zum nächsten TN gerollt wird. Bloßes Schieben mit flacher Hand, quasi mit Vor- und Rückhand, ist zu vermeiden.

Es kommen mehrere Bälle zum Einsatz, die sich möglichst in ihrer Beschaffenheit unterscheiden – Farbe, Größe, Material, Oberfläche usw. Keiner sollte wesentlich größer als ein Tennisball sein.

- Einen Ball zügig kreuz und quer von einem TN zum nächsten TN rollen.
- Wie oben, aber jeder TN achtet darauf, bei den eigenen Ballkontakten im Wechsel einmal die linke, einmal die rechte Hand zum Annehmen und zum Abgeben zu benutzen.
- Wie oben, aber nicht die eigenen Ballkontakte sind für den Wechsel von Rechts und Links entscheidend, sondern die der Gruppe insgesamt. Der Ball wird immer zweimal mit der rechten Hand gespielt und einmal mit der linken. Person A spielt also mit Rechts. B nimmt rechts an und gibt mit derselben Hand ab. C nimmt mit Links an und gibt den Ball mit der linken Hand wieder ab. D nimmt wieder mit Rechts an usw.

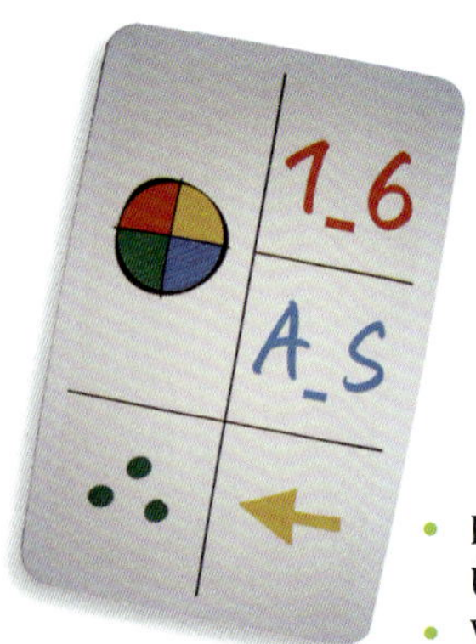

- Lautes Mitsprechen: „rechts, rechts, links“ … erleichtert den Einstieg in die Übung.
- Wie oben, aber es sind zwei unterschiedliche Bälle gleichzeitig im Spiel. Der rote Ball wird nur mit der rechten, der blaue ausschließlich mit der linken Hand gespielt.
- Wie oben, aber der rote und der blaue Ball dürfen nie gleichzeitig rollen, sondern immer nur im steten Wechsel: einmal rollt der rote Ball, danach der blaue, dann wieder der rote usw.
- Wie oben, aber es kommt ein dritter Ball hinzu, der nur mit beiden Händen gleichzeitig gespielt werden darf.
- Spätestens bei drei Bällen entsteht in der Regel ein spaßiges Durcheinander. Dieses Chaos sollte nur kurze Zeit anhalten und dann von der AP abgebrochen werden, wenn alle merken: Das ist nicht mehr ohne Fehlgriffe zu bewältigen. Hält das Chaos nur kurz an, macht es die TN wach und macht Spaß, dauert es zu lange, schafft es das Gefühl von Misserfolg!

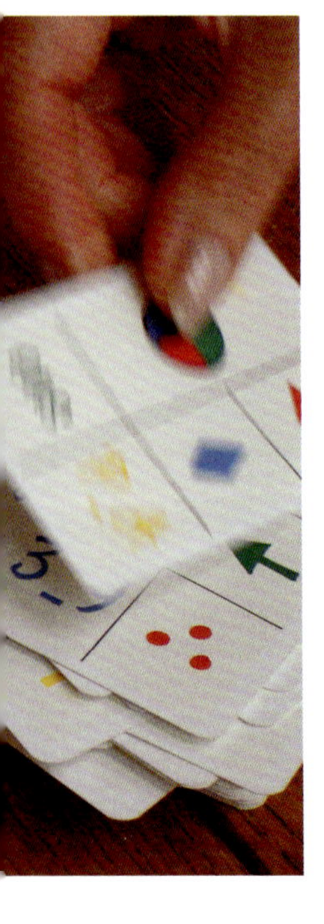

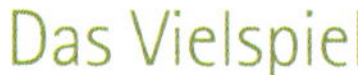

Das Vielspiel

Für die nachfolgenden Spielideen ist „Das Vielspiel“[8] zwingend erforderlich. Das Spiel enthält 96 unterschiedliche Spielkarten und elf verschiedene Würfel. Es macht seinem Namen alle Ehre und bietet eine enorme Vielfalt an Spiel- und Trainingmöglichkeiten – nicht nur in Bewegung – allein, zu zweit und in der Gruppe. Einige wenige davon werden im Folgenden vorgestellt. Weitere sind im monatlichen Wechsel auf der Internetseite der Autorin als Tipps zu finden: www.denk-werkstatt.com.

Bei den hier dargestellten Spielformen kommen nur die Spielkarten zum Einsatz. Jede Karte enthält eine Fülle an Informationen – Ziffern, Buchstaben, Silben, Symbole, Pfeile und Farbenkreise. Bei jeder Übung wird nur eine einzelne Information ins Blickfeld gerückt. Es gilt also, bewusst jeweils das im Moment Wichtige auszuwählen – eine Fähigkeit, die für den Alltag in unserer Informationsgesellschaft besonders bedeutsam ist.

Im Sitzen am Tisch. Der gemischte Kartenstapel liegt verdeckt in der Tischmitte. Reihum deckt ein TN eine Karte auf und legt sie für alle sichtbar in die Mitte. Ist die jeweilige Aufgabe auf einer Karte erledigt, wird sofort die nächste Karte aufgedeckt. Bei jeder aufgedeckten Karte bewegen sich immer alle TN, nicht nur diejenigen, die gerade am Zug waren.

Die Sonne geht auf

Nur der Farbkreis – von den TN meistens als „Ball“ bezeichnet – ist im Blick. Alle anderen Informationen sind ohne Bedeutung.

8 Jasper, Bettina M.: Das Vielspiel. Geistige Fitness durch Sortieren, Kombinieren, Assoziieren und Fantasieren, Vincentz Network, Hannover 2004

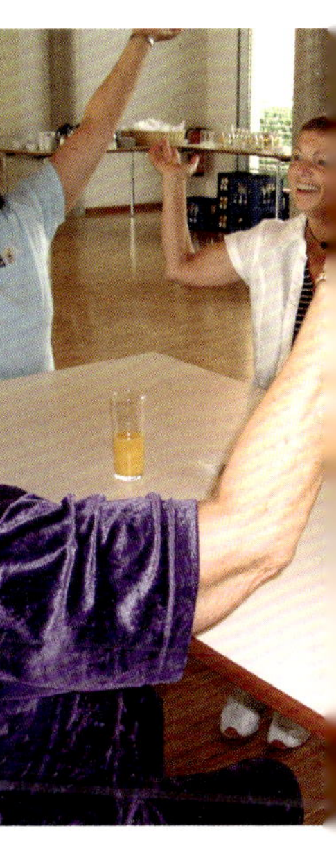

- So oft klatschen wie Farben-Anzahl im Farbkreis, also ein bis vier Mal.
- Wie oben, aber wenn Rot im Kreis enthalten ist, einmal auf den Tisch klopfen, ist kein Rot enthalten, einmal mit den Füßen stampfen.
- Wie oben, aber so oft klatschen wie rote Viertelkreise vorhanden sind. Fehlt das Rot im Farbenkreis, mit den Füßen stampfen.
- Wie oben, aber wenn Gelb enthalten ist, an die Sonne denken, beide Arme schnell nach oben strecken und dabei laut „Aaaaah" rufen. Enthält der Farbenkreis auf der aufgedeckten Karte kein Gelb, sind alle enttäuscht über das Fehlen der Sonne und rufen laut „Ooooohhh".

Richtungweisend

Nur der Pfeil ist im Blick. Alle anderen Informationen sind ohne Bedeutung.

- Möglichst schnell beide Arme in die Richtung bewegen, die der Pfeil vom jeweiligen Platz aus gesehen anzeigt. Wer in der Bewegung eingeschränkt ist, kann anstelle der Arme auch nur die Unterarme oder nur die Daumen in die geforderte Richtung bewegen. Die TN finden dabei unterschiedliche Lösungen, abhängig davon, ob sie die Darstellung als zwei- oder als dreidimensional betrachten und umsetzen.
- Wie oben, aber die TN sprechen die Richtung laut mit – oben, unten, rechts, links, schräg oben, schräg unten – und sorgen dadurch zusätzlich für vermehrte Hirndurchblutung.
- Wie oben, aber die Arme bewegen sich in die der Pfeilrichtung entgegengesetzte Richtung.
- Wie oben, aber ist der Pfeil rot oder grün, bewegt sich nur der rechte Arm, ist er blau oder gelb, nur der linke.

Gerade oder ungerade?

Nur das Zahlen-Feld ist im Blick. Alle anderen Informationen sind ohne Bedeutung. Da nur auf zwei Drittel der Karten ein Zahlen-Feld vorhanden ist, wird bei fehlendem Zahlen-Feld sofort die nächste Karte aufgedeckt.

- Schnell die beiden Zahlen addieren. Ist die Summe eine gerade Zahl, in die Hände klatschen, ist das Ergebnis ungerade, mit den Füßen stampfen.
- Schnell die kleinere von der größeren Zahl subtrahieren. Bei geradem Ergebnis in die Hände klatschen, bei ungeradem mit den Füßen stampfen.
- Schnell die beiden Zahlen miteinander multiplizieren. Klatschen und stampfen wie oben.

Mit Körper & Kopf zugleich – Doppelaufgaben

Die folgenden Übungs- und Spielvorschläge kombinieren stets eine Bewegungs- mit einer Denkaufgabe. Wichtig ist, dass die Aufgabenstellung eindeutig klar ist, bevor beides gleichzeitig ausgeführt wird. Deshalb ist es häufig nötig, die Aufgaben in Teilschritten nacheinander aufzubauen. Durch das Tun wird oft klarer, was gefordert ist, als durch wortreiche Erklärungen.

Der eigentliche Trainingseffekt tritt jedoch beim Dual Tasking dadurch ein, dass beide Aufgaben in Kombination durchgeführt werden, möglichst sogar von Anfang an. Ist die Aufgabe also für die TN klar, kann die AP die hinführenden Übungen überspringen und gleich dort ins Training einsteigen, wo bereits Kombinationen stattfinden.

Wichtig:
Bei allen nachfolgend beschriebenen Beispielen sollte die AP den Teilnehmenden immer wieder erläutern, welchem Ziel die jeweilige Übung dient: Geteilte Aufmerksamkeit fördern und damit das Gehirn trainieren. Entsprechende Alltagsbeispiele können je nach Übung und Kenntnissen der Teilnehmenden hinzugefügt werden.

Fehlt eine solche Erklärung, kann schnell der Eindruck von „kindischen Spielchen" entstehen.

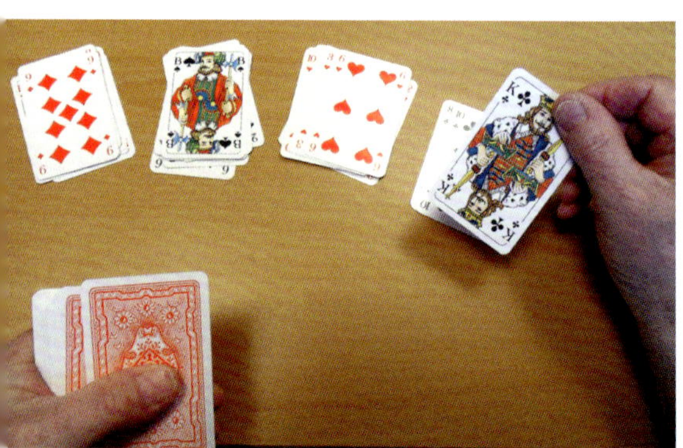

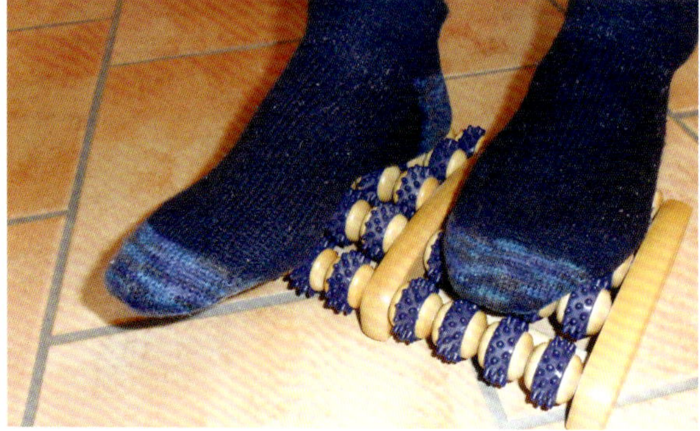

Doppelaufgaben lassen sich im Sitzen, im Stehen oder in der Fortbewegung ausführen, abhängig von der Mobilität der TN.

Solange immer eine Bewegungs- mit einer Denkaufgabe kombiniert wird, können viele Übungsteile der nachfolgenden Ideen untereinander ausgetauscht werden.

Wichtig:
Doppelaufgaben oder Dual Tasking =
Eine Bewegungsaufgabe + eine Denkaufgabe.

Die Bewegungsaufgabe sollte so ausgewählt werden, dass sie stereotyp, also von gleichbleibender Qualität oder gleichbleibenden Wiederholungen geprägt ist wie das Gehen (auch am Platz), monotone Handbewegungen oder das Gleichgewicht halten auf wackeligem Untergrund usw.

Fußrollern & Karten sortieren

Bewegungsaufgabe

Im Sitzen. Mit beiden Füßen auf einem handelsüblichen Fußmassageroller stereotyp vor- und zurückrollern.

Alternativen: Zwei kurze Rundhölzer oder Tennisbälle unter die Fußsohlen legen und damit vor- und zurückrollen.

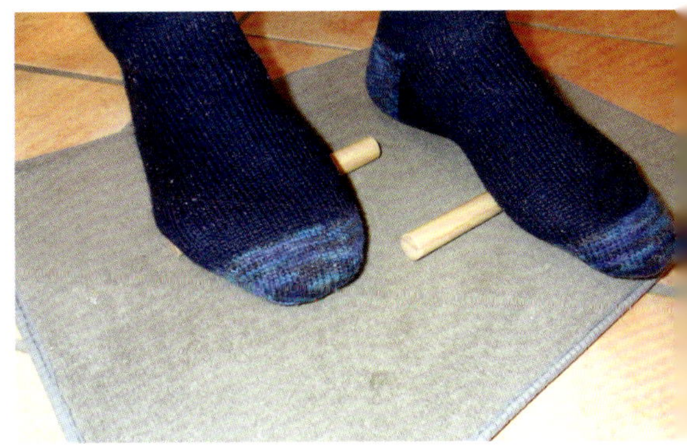

Denkaufgabe

Karten eines handelsüblichen Skat- oder Rommé-, Canasta- bzw. Bridgespiels zuerst gründlich mischen und dann in zwei oder mehr Stapel sortieren nach

- Schwarz und Rot.
- Kreuz, Pik, Herz und Karo.
- Bildern und Zahlen.
- Kartenwerten usw.

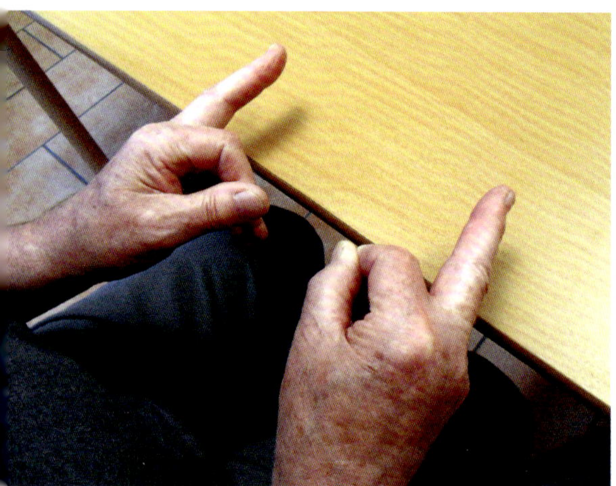

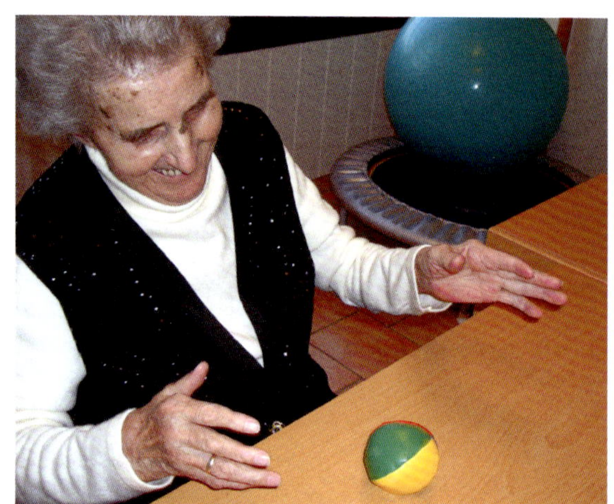

Fingerklopfen & zählen

Bewegungsaufgabe

Im Sitzen am Tisch. Mit ausgestreckten Fingern in stereotypem Takt auf den Tisch klopfen, gleiche Finger beider Hände:

- Beide Zeigefinger gleichzeitig.
- In gleichbleibender Folge gleichzeitig beide Zeigefinger, Mittelfinger, Ringfinger, kleiner Finger, Zeigefinger, Mittelfinger usw.
- In gleichbleibender Folge nacheinander rechter Zeigefinger, linker Zeigefinger, rechter Mittelfinger, linker Mittelfinger, rechter Ringfinger, linker Mittelfinger usw.

Denkaufgabe

Laut rückwärts zählen und dabei von 100 immer 3 abziehen: 100 – 97 – 94 – 91 usw.

Ball rollen & assoziieren

Bewegungsaufgabe

Im Sitzen am Tisch. Einen kleinen Ball – Tennisball oder Ähnliches, notfalls eine Apfelsine oder einen Apfel – stereotyp hin- und herrollen von der rechten in die linke Hand.

Alternativen: Den Ball zwischen beiden Händen ständig hin und her werfen.

Denkaufgabe

Gedanken spinnen zu einem beliebigen Ausgangswort. Dabei ist jeweils das Genannte wieder neues Ausgangswort, zu dem eine Verknüpfung hergestellt wird. So ergibt sich eine Wortkette. Die Verbindung zwischen den Wörtern muss niemandem erklärt oder begründet werden. Was einer TN in den Kopf kommt, wird laut ausgesprochen und nicht kommentiert.

Beispiel: Ausgangswort „Ball". Ball – rund – Erde – Acker – Getreide – Brot – Butter – Milch – Kuh – Weide – saftig – Apfel – Baum – Rinde usw.

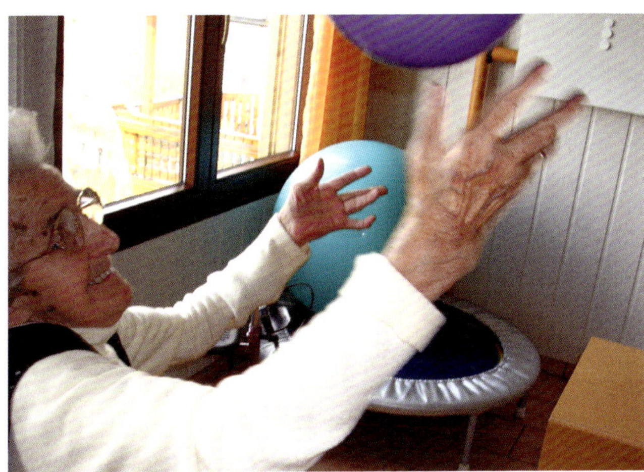

Säckchen werfen & buchstabieren

Bewegungsaufgabe

Im Sitzen oder im Stehen zu Paaren gegenüber. Kirschstein-, Reis- oder Bohnensäckchen gegenseitig zuwerfen im stereotypen Wechsel.

- Ein Säckchen von A zu B werfen im Wechsel.
- Zwei Säckchen. A und B werfen gleichzeitig. Die Säckchen kreuzen ihre Flugbahnen. A fängt das Säckchen von B und umgekehrt.
- Zwei Säckchen. A wirft ein Säckchen mit der linken, das andere mit der rechten Hand. B fängt mit jeder Hand eines und wirft anschließend in gleicher Weise zurück zu A.

Denkaufgabe

Wörter buchstabieren. Abwechselnd gibt einmal A und einmal B das zu buchstabierende Wort vor. A und B nennen im Wechsel jeweils laut einen Buchstaben.

- Wörter vorwärts buchstabieren: B – E – W – E – G – U – N – G.
- Wörter rückwärts buchstabieren: G – N – U – G – E – W – E – B.

Ballon zuspielen & Tier oder Pflanze nennen

Bewegungsaufgabe

Zu Paaren im Sitzen oder im Stehen gegenüber. A und B spielen sich gegenseitig einen Luftballon zu. Dabei tippen sie den Ballon immer nur mit einer Fingerspitze an und spielen ihn möglichst hoch, damit das Gegenüber genügend Zeit hat, den Ballon anzunehmen.

Bei nicht gehfähigen TN ist es sinnvoll, den Ballon mit einem langen, dünnen Faden am Handgelenk eines der beiden TN zu befestigen, damit die Beiden den Ballon selbst zurückholen können, wenn er hinunterfällt.

Denkaufgabe

Zeitlich unabhängig von den Ballonwechseln, nennt im Wechsel einmal A, einmal B eine Kategorie – entweder „Tier“ oder „Pflanze“. Sagt A „Tier“, so soll B möglichst schnell ein beliebiges Tier nennen und sofort anschließend die Kategorie für B vorgeben.

Gehen am Platz & Städte nennen

Bewegungsaufgabe

Im Stand mit Haltemöglichkeit an einem Handlauf oder einer Stuhllehne. Gehbewegungen am Platz:

- Normales Gehen.
- Gehen und dabei die Knie möglichst weit anheben.
- Pendelschritte – rechts tipp, links tipp, rechts tipp, links tipp usw.
- Wie oben, aber auf einer wackeligen Unterlage, zum Beispiel gefalteten oder gerollten Wolldecke.

Denkaufgabe

Städte mit vier Buchstaben nennen und merken: Gera, Hamm, Jena, Köln usw. Nach Möglichkeit sollte keine Stadt doppelt genannt werden.

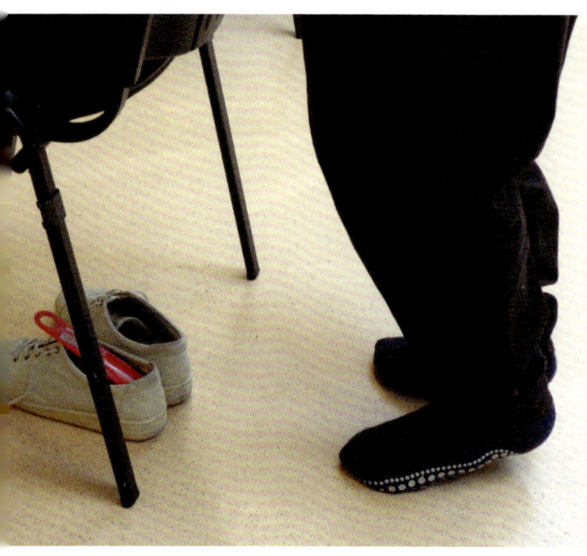

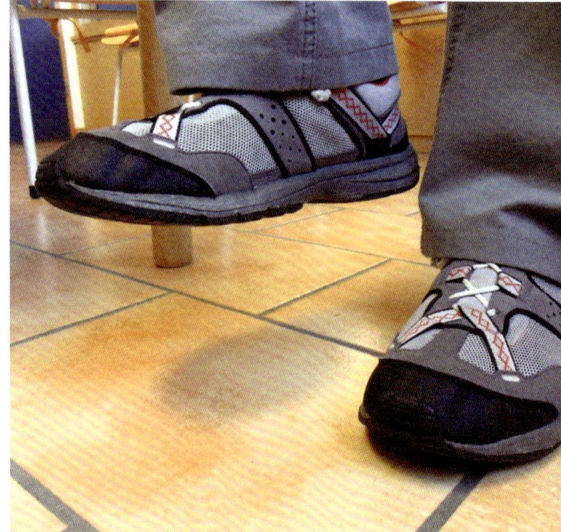

Auf einem Bein stehen & Namen nennen

Bewegungsaufgabe

Im Stand mit Haltemöglichkeit an einem Handlauf oder einer Stuhllehne. Einen Fuß leicht vom Boden abheben, dabei zur Sicherheit eine oder beide Hände leicht auf eine Stuhllehne oder einen Handlauf legen. Standbeine wechseln rechts und links.

Denkaufgabe

Vornamen nennen und dabei mit den Anfangsbuchstaben dem Alphabet folgen:

- Nur weibliche Vornamen – Anna, Barbara, Claudia, Dorothea, Edith, Gertrud usw.
- Nur männliche Vornamen – Alfons, Bernhard, Christian, Dietrich, Egon, Günter usw.
- Zu jedem Buchstaben einen männlichen und einen weiblichen Vornamen.
- Einen männlichen und einen weiblichen Vornamen im Wechsel – Anton, Brunhilde, Clemens, Diana, Erwin usw.

Gehen & erzählen

Bewegungsaufgabe

Zu Paaren nebeneinander in der Fortbewegung. Der Weg sollte keine größeren Anforderungen stellen, weder in der Streckenführung noch hinsichtlich des Untergrunds: In einem Bewegungsraum ohne Hindernisse einfach Runden gehen, sich im Freien auf einem Rundweg fortbewegen ..., ohne zwischendurch stehen zu bleiben.

Denkaufgabe

A und B erzählen sich gegenseitig ihre Erlebnisse und Erfahrungen zu einem vorgegebenen Thema, zum Beispiel:

- Essen – Was mag ich gern? Was kann ich gut kochen? Welches Essen gehört für mich zu bestimmten Feiertagen? usw.
- Lesen – Was lese ich gern? Was mag ich gar nicht lesen? Was würde ich gern einmal lesen? Welche Hilfsmittel brauche ich zum Lesen? usw.
- Bewegen – Wann und wie bewege ich mich in meinem Alltag? Welche Bedeutung hat Sport in meinem Leben? Welche Sportarten sehe ich gern im Fernsehen? usw.

Thema-Turnen – Ein Praxisbeispiel mit Zeitungen

Die Kombination von Bewegen und Denken lässt sich optimal über themenorientierte Gestaltung umsetzen. Am besten eignen sich Alltagsthemen. Einmal ergibt sich das Thema aus dem eingesetzten Material. Ein anderes Mal ist es umgekehrt: Das Thema entscheidet, welches Material benutzt wird.

Das Thema lässt oft Bewegungsmuffel vergessen, dass sie an körperlicher Aktivität eigentlich kein Interesse haben. Sie werden quasi auf dem Umweg in die Bewegung gezogen.

Und für alle TN ist themenorientierte Gestaltung ein Stück Inspiration. Da werden kreative Kräfte frei. Eine inhaltliche Vorgabe weckt Interesse und gibt Impulse, um sich womöglich im Anschluss an die Bewegungseinheit weiter mit der Materie auseinanderzusetzen. Das Gehirn erhält automatisch Anregung. Denkprozesse kommen in Gang.

Außerdem ist ein Thema verbindendes Element. Es fügt die verschiedenen Aktivitäten einer Aktivierungseinheit zu einem harmonischen Ganzen zusammen, vorausgesetzt, die AP findet geschickte Überleitungen. Doch die ergeben sich – mit etwas Erfahrung und Fantasie – beinahe von selbst.

Das folgende Beispiel zeigt, wie eine alte Zeitung zum zentralen Thema und zum Bewegungsgerät wird. Die Inhalte passen wahlweise in den Rahmen einer Einzelaktivierung oder in den einer Gruppenstunde. Die Dauer kann variieren.

Die AP sollte aus jeder Kategorie nach Möglichkeit mindestens ein Element entnehmen. Steht mehr Zeit zur Verfügung, wird erweitert. Außerdem können selbstverständlich eigene Ideen der AP oder der TN ergänzt werden, denn die ergeben sich beinahe automatisch beim Umgehen mit dem Thema.

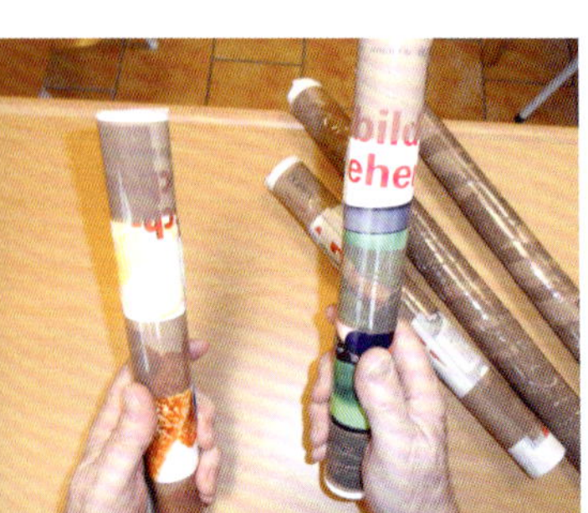

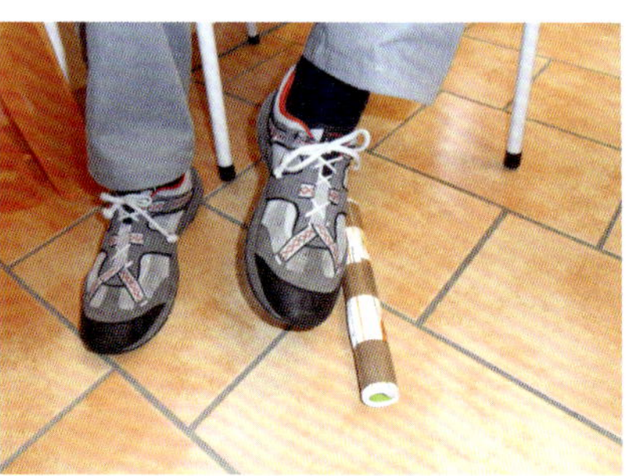

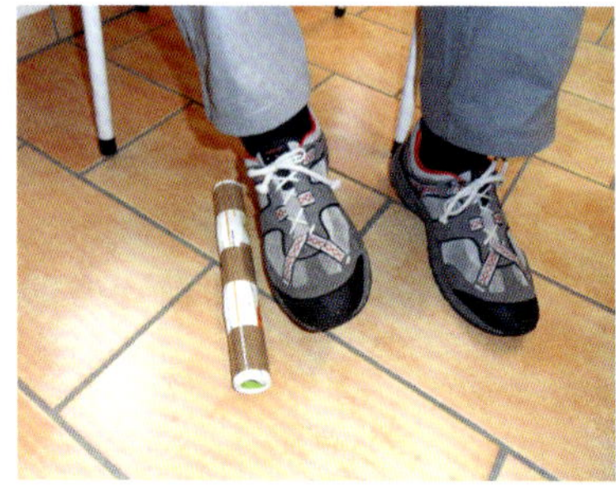

Kategorie	Aktivität + Gespräch	Material	Hinweise für AP
Begrüßen. Einfinden in die Situation. Einstimmen.	TN mit Namen ansprechen. Situation erläutern, zum Beispiel „noch zehn Minuten Zeit bis zum Mittagessen" oder „Gymnastikstunde" ... Eventuell Anfangsritual, zum Beispiel vertrauten Materialkorb zeigen.	Materialkorb oder -kiste ...	Im Sitzen. Startrituale pflegen, zum Beispiel immer gleichen Korb für Bewegungsmaterialien verwenden, immer gleiches Lied singen usw.
Knapper Überblick über Geplantes in dieser Einheit.	Sprachinfo: • Thema Zeitung. • Vorgesehener Zeitrahmen. • Aktivitäten = Reden + bewegen.		Im Sitzen. Maximal drei kurze Infos geben!
Vorstellen und Begreifen (im wahrsten Sinn des Wortes) von Materialien.	Zeitungen betrachten. Welche sind bekannt? Anfassen: Wie fühlt sich das Papier an? Gibt es Unterschiede? ... Schätzen: Wie schwer (oder wie lang) könnte die Zeitungsrolle[9] sein? Sind beide (oder alle) gleich schwer oder gibt es Unterschiede? ...	Alte Zeitungen, je TN mindestens eine. Klebeband (auf Abreißroller oder mit Schere) zum Fixieren der Zeitungsrollen. Möglichst kleine Waage (oder Bandmaß, Zollstock), um Angabe überprüfen zu können.	Im Sitzen. Zeitungen/Zeitschriften aus der Region wählen bzw. solche, die biografisch von Bedeutung sind, gut sichtbar auslegen. Mindestens zwei Zeitungen als Rolle präsentieren. Alternativ: Gemeinsam eine Zeitungsrolle herstellen. Gewicht (bzw. Länge) kennen oder besser: von TN kontrollieren lassen.
Hauptteil mit Bewegungspraxis.	Mit der ZR experimentieren: • zwischen den Handflächen rollen, • wie einen Propeller drehen, • mit beiden Händen um die Längsachse drehen usw.	Je TN eine ZR.	Im Sitzen, im Stehen oder – wenn möglich, sogar in der Fortbewegung.

9 im Folgenden: ZR

• Kurze Erwärmung.	ZR in einer Hand (oder bei genügend ZR in beiden Händen je eine ZR) senkrecht halten, vorstellen, sie sei ein Staffelholz. In dieser Haltung schnell gehen mit Armeinsatz (auf dem Stuhl, im Stand oder in der Fortbewegung).	Je TN eine oder zwei ZR.	Dauer der Übung abhängig von motorischen Fähigkeiten und Allgemeinzustand der TN. Nur zum Warmwerden, nicht bis zur Ermüdung üben! Selbst mitmachen und TN beobachten: Atmung, Gesichtsfarbe ...
• Koordinationstraining.	ZR waagerecht auf Brusthöhe mit beiden Händen halten: • Beide Hände greifen von unten, hochwerfen und wieder auffangen. • Wie oben, aber von oben greifen. • Wie oben, aber mit beiden Händen im Wechsel einmal von oben, einmal von unten greifen. • Wie oben, aber eine Hand greift von oben, die andere von unten. Bei jedem Wurf Hände wechseln. • Wie oben, aber zu Paaren gegenseitig zuwerfen, auch mit Handwechseln.	Je TN eine ZR.	Genügend Zeit zum Üben geben. Wenn es nicht klappt, vor dem Werfen einfach rhythmisch nacheinander umgreifen lassen: oben, unten, oben, unten ... eine Hand nach der anderen.
• Doppelaufgabe.	<u>Bewegungsaufgabe</u> ZR auf den Boden legen, längs zum Körper. • Mit Nachstellschritten einmal links und einmal rechts von der ZR auftippen: seit tipp, seit tipp, seit tipp ... • Wie oben, aber ZR waagerecht vor den Körper legen: vor tipp, rück tipp usw. – rechts und links im Wechsel.	Je TN eine ZR.	Bewegung mit Sprache oder Klatschen rhythmisch begleiten.
	<u>Denkaufgabe</u> Lesen. Zeitungsmeldung oder kurzen Artikel laut vorlesen.	Je TN ein Zeitungsblatt mit markiertem Artikel. Falls nötig, Artikel oder kurze Meldung herauskopieren und vergrößern.	An Lesebrille denken! Sobald Bewegungsaufgabe klar ist, parallel zur Durchführung laut lesen lassen.

• Ausdauertraining.	Im Raum umhergehen und dort ausgelegte oder an den Wänden befestigte Zeitungsschnipsel ansehen (bzw. bei Einzelaktivierung einsammeln). Am Ende alle Teile zusammensetzen zu möglichen Lösungswörtern oder -sätzen. Alternativ für nicht gehfähige TN und passive Rollstuhlfahrer: Übung von der Erwärmung wiederholen, jetzt länger durchführen.	Aus Zeitungen ausgeschnittene Buchstaben oder Wörter, die – alle zusammengesetzt – ein Wort oder einen Satz bzw. eine Schlagzeile ergeben. Kreppklebeband zum Befestigen an der Wand. Großes Blatt Papier und Kleber zum Aufkleben der Lösungen.	In der Fortbewegung. Falls nötig, Unterstützung geben: • Tipps, welche Punkte noch nicht angelaufen wurden. • Unterstützung beim Gehen. • Tipps zum Lösungswort oder -satz. So auswählen, dass mehrere Lösungen möglich sind. Lösungen für TN sichtbar machen.
Ausklang.	Klopfmassage: Mit der ZR den eigenen Körper von oben bis unten abklopfen. Gespräch über • Lesegewohnheiten der TN oder • den bei der Doppelaufgabe gelesenen Artikel.	Je TN eine ZR.	Im Sitzen.
Lustaufgabe(n).	Greifübungen mit ZR vom Koordinationstraining selbstständig wiederholen. Beobachten: • Besser, schneller, sicherer ...? Durchstreichübung: Im Artikel alle Doppelbuchstaben anstreichen. Das heißt, immer wenn zwei gleiche Buchstaben aufeinander folgen, markieren. Beispiel: Gehen Sie den Text schnell durch. Heute erledigen Sie diese Übung auf dem Arbeitsblatt, morgen in Ihrer alten Zeitung.	Je TN eine ZR zum Mitnehmen. Je TN ein Zeitungsartikel (als vergrößerte Kopie) zum Mitnehmen.	Eventuell ZR jetzt gemeinsam herstellen. Kontrollieren, ob alle TN einen farbigen Stift (möglichst weder schwarz noch blau) zum Anstreichen haben. Beim nächsten Mal Erfahrungen und Ergebnisse besprechen.
Ausblick.	Info zum Thema der nächsten Aktivierungseinheit.		TN zu eigenen Themen-Vorschlägen auffordern.

In ähnlicher Weise können weitere Themen mit passenden (Alltags-)Materialien in Bewegung umgesetzt werden, zum Beispiel

- Abfall: Mülltüten, Pappkartons …
- Äpfel: Bälle …
- Baden: Schwämme, Duschpuschel, Handtücher …
- Essen: Servietten ...
- Handarbeit: Wollschnüre, Wollknäuel, dicke Stricknadeln …
- Holz: Gehstöcke, Zweige bzw. Äste aus der Natur, Gymnastikstäbe …
- Kleidung: Socken, Tücher, Schals …
- Kochen: Kochlöffel, Topfdeckel, Geschirrtücher …
- Schlafen: Kissen, Kissenbezüge, Laken …
- Trinken: Gefüllte PET-Trinkflaschen, Bierdeckel, Korken, Flaschenverschlüsse …
- Vorratshaltung: Plastikdeckel von Dosen, Frisbeescheiben …
- Wäsche: Wäscheklammern
- usw.

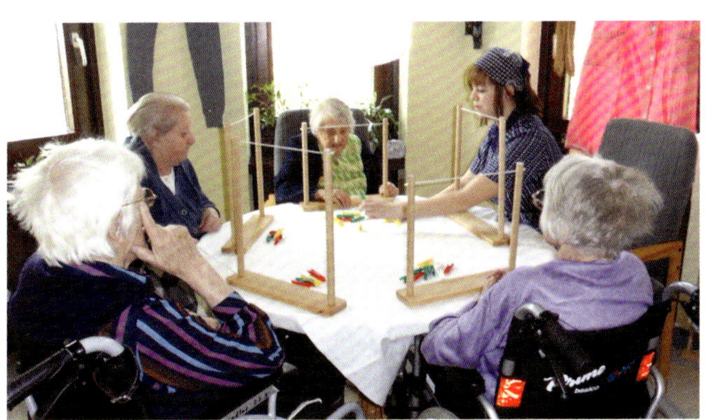

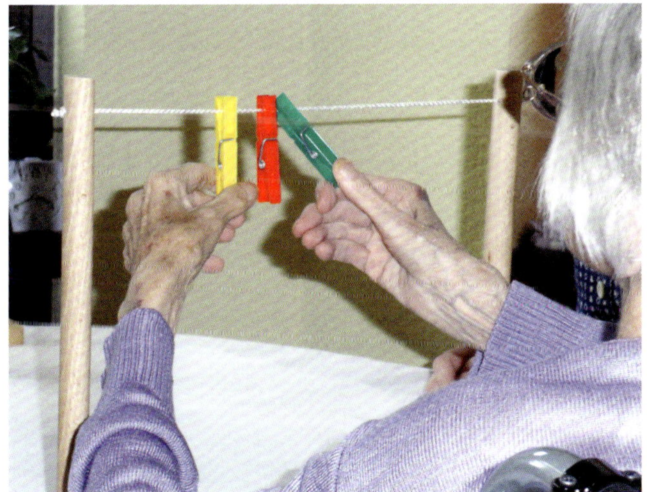

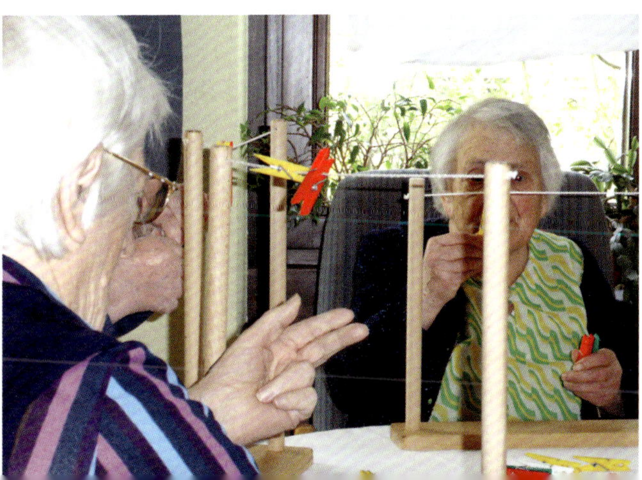

BEWEGUNG ORGANISIEREN

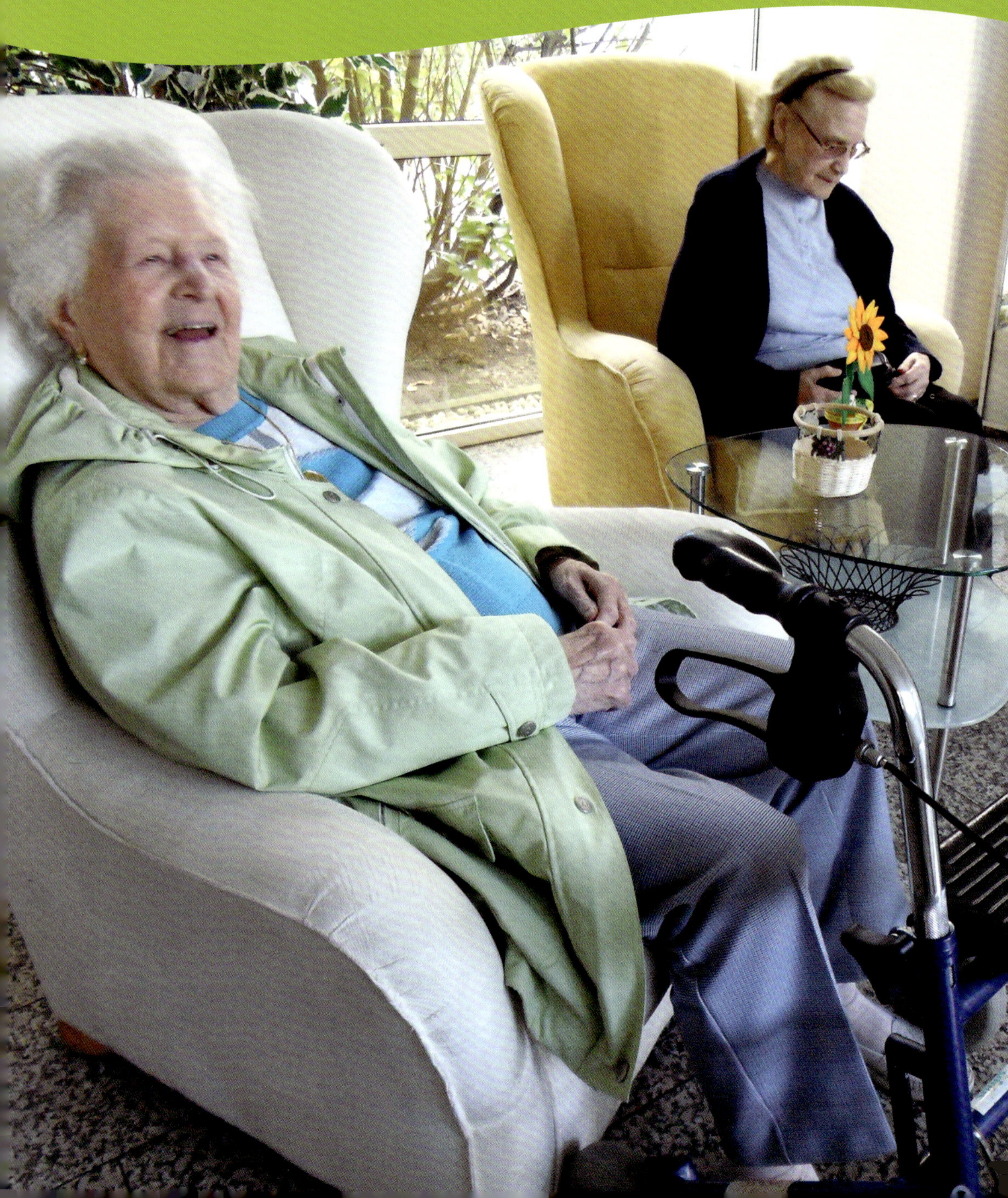

Organisation ist nicht alles. Aber gute Planung und Vorbereitung erleichtern Vieles. Deshalb sind in diesem Kapitel Tipps zusammengestellt, damit das Kopftraining gelingt. Wenn es gut läuft, haben Anleitende Freude an ihrer Arbeit und alte Menschen spüren Erfolge.

Motivation schaffen, Erfolge bewusst machen

Selbstverständlich ist jeder erwachsene Mensch zunächst einmal selbst für sich, seine Gesundheit und seine Lebenssituation verantwortlich. Das heißt, niemand kann diese Zuständigkeit einfach an Angehörige, Betreuer oder Pflegefachkräfte abgeben.

Dennoch ist davon auszugehen, dass viele alte Menschen nicht mehr in der Lage sind, ihre Angelegenheiten in vollem Umfang selbstständig zu regeln. Eben deshalb leben sie in einer Pflegeeinrichtung oder werden ambulant betreut. Eben deshalb haben sie zum Teil gesetzliche Betreuer, die ihre Interessen vertreten.

Alle diese Kontaktpersonen können ein großes Stück dazu beitragen, bei den Betroffenen Bewusstsein zu schaffen.

Die Einstellung der Bezugspersonen ist wichtig. Mit ihrem Verhalten steht und fällt die Motivation alter Menschen, sich aufzuraffen, aus ihrer Lethargie herauszukommen und aktiv zu werden. Es erfordert Mühe, sich Herausforderungen zu stellen. Viel bequemer ist es, die eigene Situation als gegeben hinzunehmen. Wer die Alternativen nicht kennt, die Lebensfreude, die sich aus körperlicher und geistiger Betätigung ergibt, nicht am eigenen Leib erfahren hat, vermisst nichts und sieht die verpassten Chancen nicht.

Bewegung und geistige Aktivität geschehen zu großen Teilen quasi nebenbei im Alltag.

Wer einen hochaltrigen Menschen in seinem Alltag begleitet – ob hauptberuflich, ehrenamtlich oder als Angehöriger – hat viele Möglichkeiten, ihn zu aktivieren. Haben Sie regelmäßigen Kontakt mit alten Menschen, ermuntern Sie zu einem Spaziergang. Erzählen Sie von Ereignissen oder Neuerungen in der Umgebung und wecken Sie so Interesse. Wer hört, dass die nahe gelegene Kapelle restauriert oder im Park um die Ecke ein neuer Brunnen gebaut wurde, wird Lust zu einer kleinen Besichtigungstour haben. Wer lediglich gesagt bekommt, er müsse regelmäßig an die frische Luft gehen, weil das gesund ist, wird womöglich Hinderungsgründe finden.

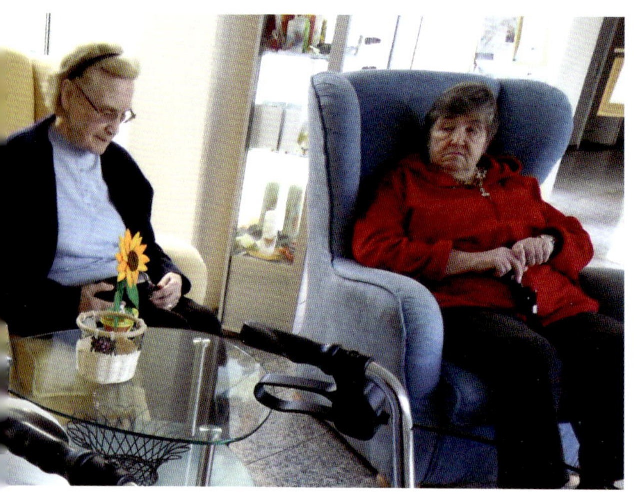

Stellen Sie Fragen zu Themen, mit denen der alte Mensch sich auskennt und hören Sie ihm zu, zeigen Sie Interesse. Ermuntern Sie ihn, seine Kenntnisse preiszugeben und geben Sie positive Rückmeldungen. Wecken Sie mit Ihren Fragen Neugier und bewegen Sie den alten Menschen damit zu Aktivitäten bis zum Zeitpunkt Ihrer nächsten Begegnung. Berichten Sie von eigenen (Bewegungs-)Aktivitäten und deren positiven Wirkungen. Machen Sie aufmerksam auf den Duft nach frisch gemähtem Gras oder die leuchtenden Blütenfarben am Wegesrand.

Richten Sie den Blick auf beobachtete Verbesserungen: Heute sind wir eine Abzweigung weiter gekommen, bevor wir auf einer Parkbank eine Pause einlegen mussten.

Kurz:

- ***Auf individuelle Interessen eingehen.***
- ***Von aktuellen, lokalen Ereignissen berichten.***
- ***Über eigene Aktivitäten und Erfahrungen sprechen.***
- ***Lust und Neugier wecken statt Gesundheitsregeln aufzustellen.***
- ***Erfolge sichtbar machen.***

Wenn Sie hauptberuflich in der Beschäftigung arbeiten, bauen Sie in Ihre Aktivierungseinheiten täglich kleine Bewegungshäppchen ein. Stellen Sie diese an den Anfang und sorgen Sie so dafür, dass die Teilnehmenden aufnahmefähiger und kreativer werden und anschließend andere Aufgaben leichter bewältigen.

Wenn Sie in der Pflege arbeiten, überlegen Sie, wie Sie sich zurücknehmen und die von Ihnen gepflegten Menschen mehr in Bewegung bringen können: Nicht den Stuhl mitsamt dem Menschen unter hohem Kraftaufwand an den Tisch schieben, sondern die Betreffende bitten, aufzustehen, dann den Positionswechsel des Stuhls vornehmen und den Menschen auffordern, sich dort wieder zu setzen. Für kurze Wege nicht immer gleich den Rollstuhl anbieten. Überhaupt nach dem Allgemeinzustand fragen und nicht automatisch annehmen, dass heute nicht funktioniert, was gestern nicht ging. Das alles muss nicht zwingend mehr Zeit kosten. Oft genügt es, Arbeitsabläufe kritisch zu hinterfragen und gegebenenfalls sich selbst und die Absprachen mit Kolleginnen einfach anders zu organisieren.

Kurz:

- ***Täglich kleine Bewegungshäppchen anbieten.***
- ***Alltagssituationen für Bewegung nutzen.***
- ***Unterstützungsangebote täglich neu hinterfragen.***

Einfach anfangen!

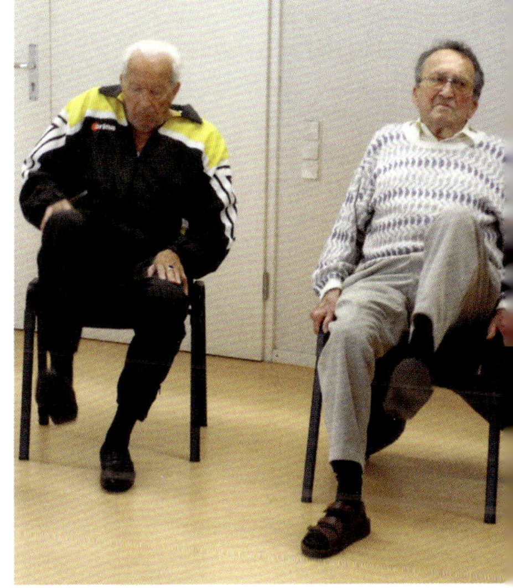

Bewegungsangebote zu machen, ist keineswegs ausschließlich die Aufgabe von Physiotherapeuten oder anderen Bewegungsexperten. Bewegung ist Leben. Bewegung ist Alltag. Wer Menschen in ihrem Alltag begleitet, begleitet sie auch bei der Bewegung. Dafür braucht es keine spezielle Ausbildung, sondern in erster Linie klaren Menschenverstand. Es geht hier nicht um krankengymnastische Übungen im Zusammenhang mit bestimmten Krankheitsbildern. Die sind selbstverständlich den entsprechenden Berufsgruppen vorbehalten, die sich damit auskennen. Aber mit dem Leben und seinen ganz alltäglichen Bewegungen kennen alle Menschen sich aus. Hier sind wir alle Experten und sollten uns deshalb nicht immer nur auf Spezialisten verlassen.

Wir brauchen mehr Mut, wenn das Leben für pflegebedürftige, alte Menschen bewegter werden soll. Die Angst, etwas falsch zu machen, hält viele Bezugspersonen davon ab, Betroffenen zu mehr Bewegung zu verhelfen. Klar, es kann immer etwas passieren. Jemand kann stürzen, eine Begleitperson kann jemandem ungewollt bei Berührung Schmerz zufügen, kann jemanden überfordern usw. Aber die Gefahr, die von unterlassener Bewegung, von Bewegungsmangel, ausgeht, ist ungleich größer.

Deshalb: Nur Mut! Solange Sie nicht über Schmerzgrenzen hinausgehen und den alten Menschen in seinem Verhalten beobachten – Atmet er normal? Ist die Gesichtsfarbe wie immer? Sind die Gesichtszüge entspannt? usw. – kann eigentlich kaum etwas Dramatisches passieren. Was nicht geht, wird die oder der Betroffene Ihnen in der Regel ohnehin von selbst mitteilen – mit oder ohne Worte.

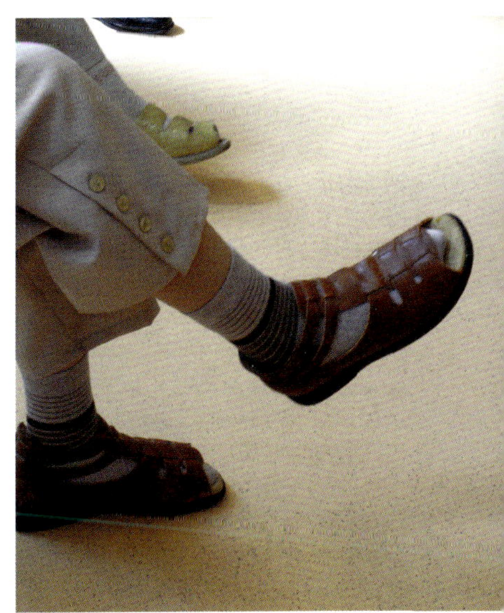

Kurz:
Zu ALLTAGSbewegungen anregen.
Nicht über Schmerzgrenzen gehen!
Verhalten genau beobachten.
Dann ist die Gefahr von Bewegungsmangel größer als die Gefährdung durch Bewegung.
› Einfach anfangen!

Wer soll die in diesem Buch beschriebenen Ideen umsetzen?
Alle, die mit alten Menschen umgehen:

- ***Aktiviererinnen und Aktivierer mit unterschiedlichen Qualifikationen,***
- ***Alltagsbegleiterinnen und -begleiter,***
- ***Präsenzkräfte,***
- ***Pflegefachkräfte,***
- ***Altenpflegeschülerinnen und -schüler,***
- ***Pflegehilfskräfte,***
- ***Angehörige,***
- ***Ehrenamtliche Mitarbeiterinnen und Mitarbeiter,***
- ***Beteuerinnen und Betreuer***
- ***…***

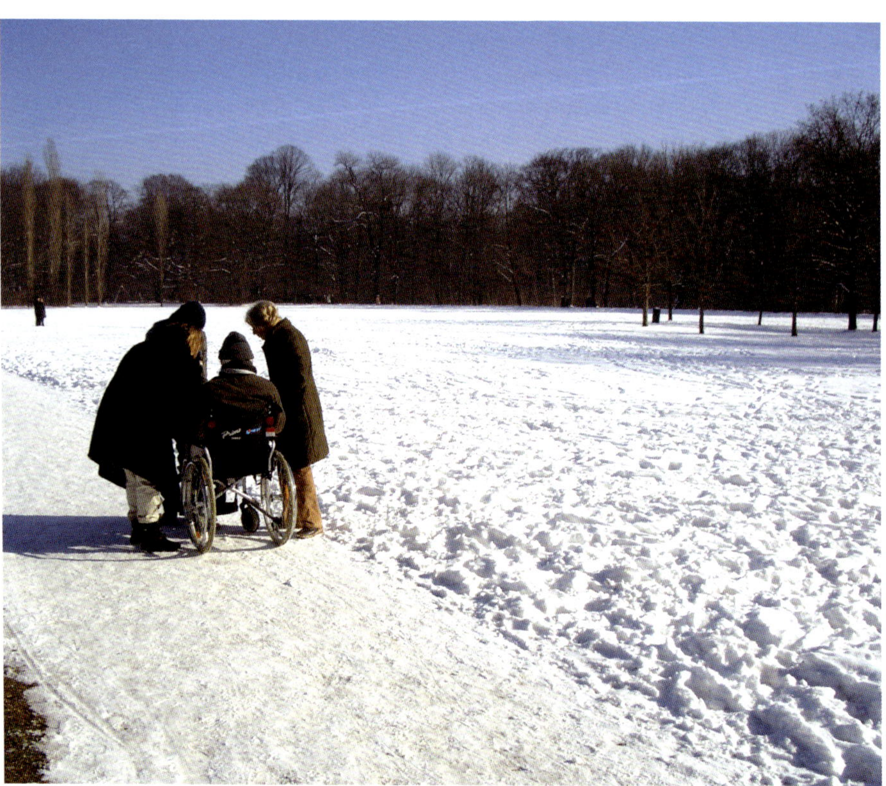

Trainieren mit System

Planen und dokumentieren

Pflegeplanungen zu erstellen und jede Maßnahme zu dokumentieren, gehört heute zum Alltag in der Altenpflege. Ob Grund- oder Behandlungspflege, jeder Handgriff ist genau geplant und seine Durchführung wird nachgewiesen. So werden Prozesse nachvollziehbar und Erfolge überprüfbar.

Hinsichtlich der Bewegung gilt das allerdings nur sehr begrenzt. Die Teilnahme an Gymnastikstunden wird zwar in der Regel durch entsprechende Handzeichen der Verantwortlichen eingetragen, ebenso wie die Beteiligung an Freizeit- und Beschäftigungsangeboten wie Gedächtnistraining. Genaueres geht jedoch meist nicht aus den Dokumentationssystemen hervor.

Alte Menschen werden im Pflegeheim – wie der Name sagt – gepflegt. Aber sie verbringen dort auch ihren Alltag, der keineswegs nur aus Pflege besteht. Deshalb ist es sinnvoll, diesen Alltag und seine Gestaltung genauer unter die Lupe zu nehmen. Dazu gehört auch, das Bewegungsverhalten der Menschen zu beobachten und dafür, falls nötig, eine individuelle Planung zu erstellen.

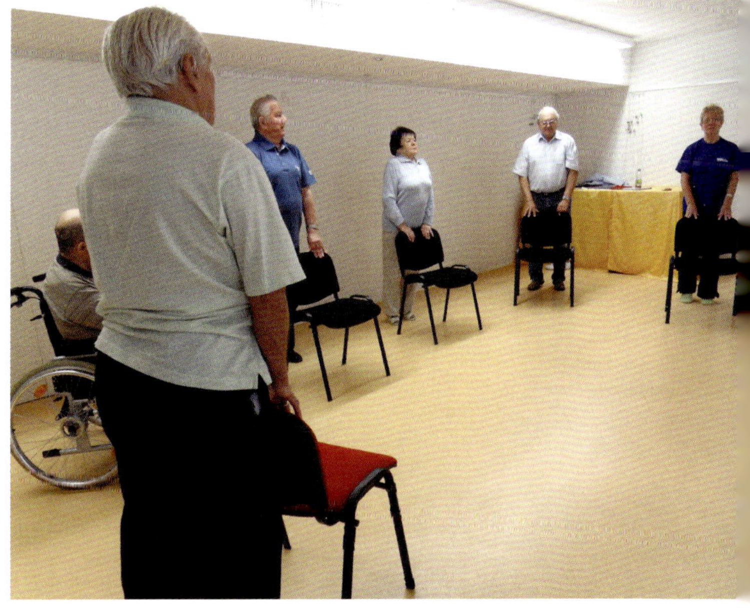

Dabei geht es keineswegs um ein Mehr an bürokratischem Aufwand. Ein allmähliches Umdenken kann zum Beispiel dafür sorgen, dass manch überflüssige Eintragung entfällt, um an deren Stelle konkrete Informationen zur Bewegung zu geben.

Als Beispiel sei hier nur die weit verbreitete Gepflogenheit erwähnt, für alle Bewohner täglich, oder mindestens regelmäßig, so genannte Wohlfühlsätze im Berichteblatt des Dokumentationssystems zu vermerken: „Frau Puvogel machte heute einen zufriedenen Eindruck." Der Informationswert solcher Eintragungen ist gleich null. „Frau Puvogel hat ohne Rollator, nur mit Gehstock, Stationen 1–3 des Flur-Parcours absolviert und danach exakt das Bild von Station 3 ihrer Tischnachbarin beschrieben", kann eine Alternative sein.

Klar, der Satz ist länger, aber er gibt den Mitarbeitern, die zum Zeitpunkt der genannten Aktivität nicht im Dienst waren, Hinweise und Anknüpfungspunkte. Er gibt Auskunft über Aktivität, nicht über den subjektiven Eindruck einer Einzelperson. Es wäre also ein Anfang, täglich einen Satz zur Bewegungsaktivität einzutragen anstelle eines nichtssagenden Wohlfühlsatzes. Der Zeitaufwand wäre der gleiche.

Tatsächlich verbergen sich hinter einigen abgezeichneten Maßnahmen im Pflegealltag Bewegungsaktivitäten. Doch sie sind nicht immer eindeutig zu erkennen. Wird zum Beispiel auf einem Aktivierungsblatt entsprechend dem Vordruck das Handzeichen bei „10-Minuten-Aktivierung" gesetzt, so kann sich alles dahinter verbergen, auch Bewegung.

Ähnliches gilt, wenn im Berichteblatt ein Spaziergang vermerkt ist. Ist der alte Mensch allein gegangen oder in Begleitung? Hat er ein Hilfsmittel benutzt? Wie weit war die Strecke? Oder wurde er womöglich im Rollstuhl geschoben? usw.

Dieses Buch kann und soll das oben beschriebene Problem nicht lösen. Aber es soll einen Anstoß geben, den Blick zu schärfen und erste Schritte zu unternehmen, um Bewegung besser zu beobachten und genauer zu dokumentieren.

Regelmäßig üben

Der Begriff „Training" steht für Prozesse. Es geht um Veränderung und Entwicklung. Das setzt Regelmäßigkeit voraus. Soll geistige Fitness durch Bewegung erreicht werden, muss das Kopftraining mit Hand und Fuß erfolgen, sowohl ganz real als auch im übertragenen Sinn.

Es nützt wenig, nur ab und zu ein bisschen Bewegung in den (Pflege-)Alltag zu bringen. Wirkungen zeigen sich nur wenn jeder Tag Bewegungsaktivitäten enthält.

Art und Umfang der Bewegungsaktivitäten können und müssen variieren und auf die individuelle Situation abgestimmt werden. Wichtig ist dabei, dass alle Bezugspersonen des alten Menschen an einem Strang ziehen und zielgerichtet arbeiten.

Es geht darum, Bewegung als festen Bestandteil im Alltag eines jeden Menschen zu verankern. Dazu gehört neben der Motivation, Gelegenheiten zu schaffen, an denen unterschiedliche Bewegungsformen ausprobiert werden können. Erfolge müssen aufgezeigt und bewusst gemacht werden. Das macht Mut und hilft, das (neue) Bewegungsverhalten zu stabilisieren.

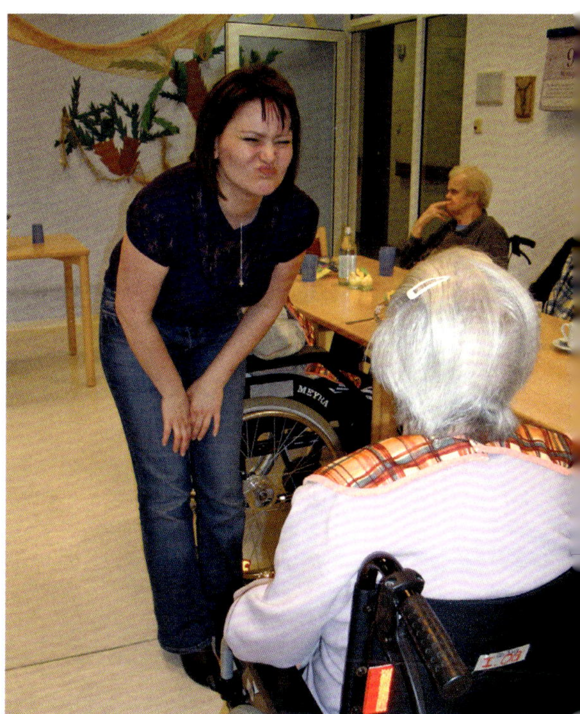

Soll (neues) Bewegungsverhalten beibehalten und regelmäßig praktiziert werden, müssen Rituale entstehen. Diese lassen sich gut an den Mahlzeiten entlang organisieren, die in der Regel den Tag strukturieren: Jeden Tag nach dem Frühstück ein Stück gehen, vor dem Mittagessen fünf Minuten bewegen oder vor dem Kaffee eine Runde durchs Haus oder den Park drehen. Solche Gewohnheiten helfen, um Bewegung nachhaltig im Alltag zu verankern.

Kurz:
- ***Bewegungsverhalten in Schritten beeinflussen***
- ***Motivieren.***
- ***Ausprobieren.***
- ***Stabilisieren.***
- ***Ritualisieren.***

Allein, zu zweit, in Gruppen

Die Organisationsform von Bewegungsangeboten kann und muss variieren. Ob allein, zu zweit oder in einer Gruppe trainiert wird, hängt von den Bedürfnissen der Personen ebenso ab wie von den Rahmenbedingungen in einer Einrichtung.

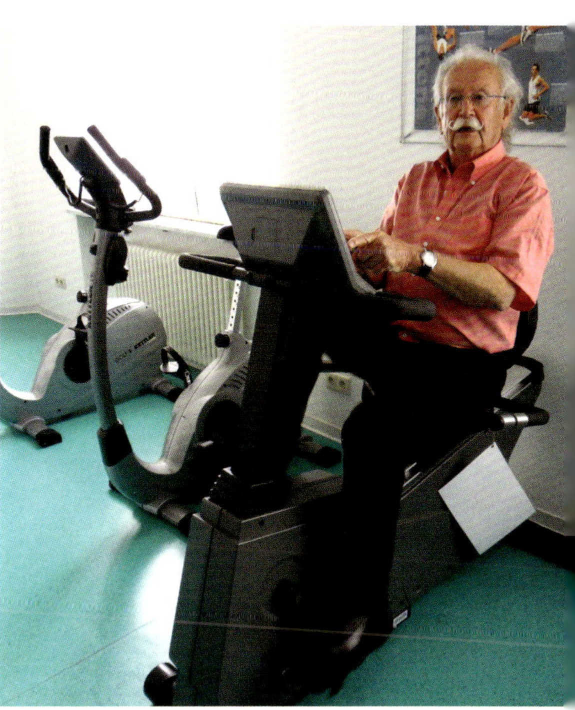

Selbstständig am Ball bleiben

Für noch fitte und mobile alte Menschen ist es wichtig, dass sie Gelegenheiten finden, um sich ihre Fitness zu erhalten. In Pflegeeinrichtungen sind sie oft in der Minderheit und sollten gerade deshalb nicht vergessen werden.

- Angebote für selbstständiges Trainieren sind da vonnöten.
- Ein Fitnessraum mit geeigneten Geräten.
- Ausgeschilderte Parcours und Spazierwege.
- Materialfundus für körperliches und geistiges Training.

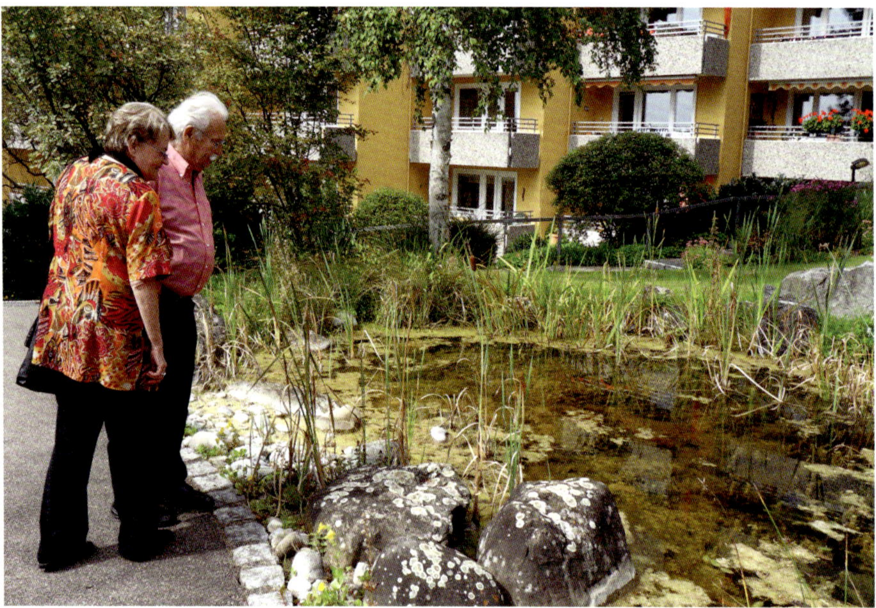

- Individuell ausgewählte „Lustaufgaben“, zum Beispiel auf Karteikarten, für die Zeit zwischen den Terminen für Gruppenaktivitäten.
- ...

All diese Angebote nützen nur, wenn die Information darüber allen in Frage kommenden Nutzern zugänglich gemacht wird. Außerdem sollten Bezugspersonen alle Gelegenheiten wahrnehmen, um Impulse für solche Eigenaktivitäten zu geben:

- Vorhandenes gemeinsam ansehen.
- Nach Erfahrungen beim Benutzen fragen.
- Erfolge zur Kenntnis nehmen und würdigen.

Individuell und persönlich

Für Einsteiger in Sachen Bewegung ist häufig die Zweiersituation – AP plus alter Mensch – der ideale Start. Da kann die AP intensiv auf die speziellen Bedürfnisse des Einzelnen eingehen. Der alte Mensch erfährt Zuwendung und kann so Ängste und Vorbehalte leichter überwinden. Die ganze Aufmerksamkeit der AP ist auf den Einzelnen gerichtet. In persönlichen Gesprächen lassen sich Anknüpfungspunkte finden und Interessen erkunden, um Ziele aufzustellen und Motivation zu schaffen. Da ist es möglich, Ressourcen zu erkennen und konkrete Trainingsziele festzulegen.

Auftretende Schwierigkeiten können besprochen, Übungen angepasst und Erfolge sichtbar gemacht werden.

Das individuelle Üben mit der AP ist für manche Bewohner im Pflegeheim der Startpunkt, um sich anschließend in eine Gruppe zu trauen. Ist erst einmal Vertrauen in die eigenen Bewegungsfähigkeiten aufgebaut, kann regelmäßig und nachhaltig gemeinsam mit Anderen geübt werden.

Diese Organisationsform lässt sich planen, aber ebenso spontan und ohne große Vorbereitung in Abläufe einbauen, sobald kurze Zeitfenster zur Verfügung stehen. Aufwändige Wegezeiten entfallen, wenn die AP zum alten Menschen geht.

Eine Zweiersituation entsteht außerdem mit Besuchern. Bei einem kleinen Spaziergang oder anderen gemeinsamen Bewegungsformen fühlen sich oft Bewohner und Besucher wohler als beim wortkargen Zusammensitzen ohne Aktivität.

Für bewegungserfahrene alte Menschen, die sich bereits regelmäßig an Gymnastikstunden und anderen Aktivitäten beteiligen, ist die Zweiersituation ideale Ergänzung des Programms. In solchen kurzen Einheiten können neue Übungen erprobt oder spezielle Bedürfnisse und Interessen gepflegt werden.

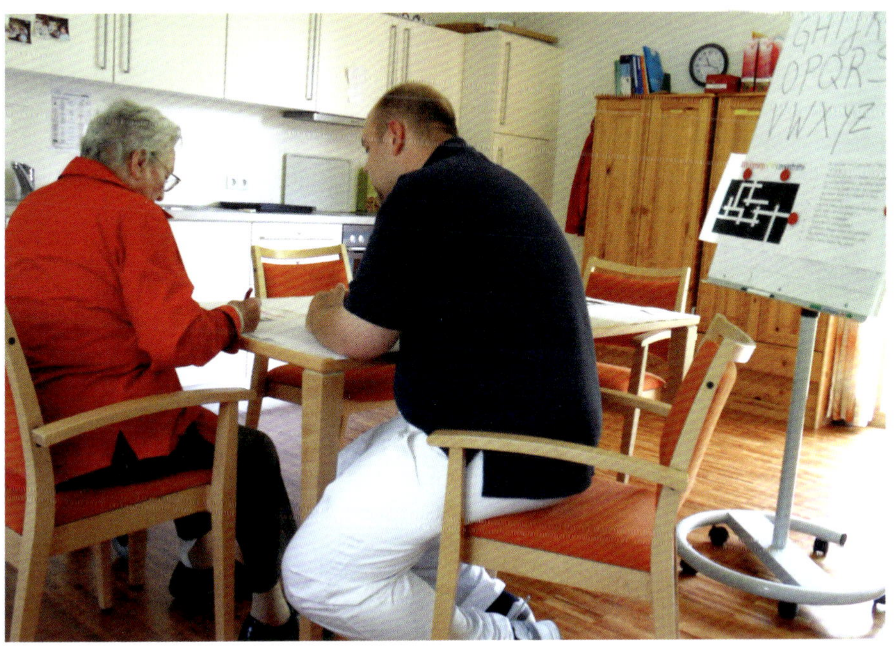

Freude und Spaß in der Gemeinschaft

Bewegungsangebote in Gruppen sollten in keiner Einrichtung fehlen. Gemeinsam aktiv sein, Kontakt mit anderen Menschen pflegen, das geht in einer Gymnastikstunde zwanglos und unkompliziert.

Sich auf andere einstellen, aufeinander Rücksicht nehmen, miteinander lachen – das sind nur einige Punkte, die solche Gruppenaktivitäten ausmachen. Solche festen Termine helfen außerdem, die Woche zu strukturieren. Sie sind fester Bestandteil in der Freizeitgestaltung. Die Teilnahme an derartigen Angeboten schafft Verbindlichkeit: „Es ist selbstverständlich, dass ich dorthin gehe. Ich muss nicht immer wieder neu darüber nachdenken und entscheiden."
Es tut gut, gemeinsam mit anderen beim Spielen zu lachen, besonders wenn etwas mal nicht so gut klappt. Das führt zu der Einsicht: „Nicht nur ich schaffe etwas nicht, anderen geht es genauso."

Jede Minute zählt – Zeitrahmen

Natürlich ist es erstrebenswert, möglichst viel Bewegungszeit in die Altenpflege einzubauen. Doch wer stets darauf wartet, eine ganze Stunde Zeit zu haben, um eine Gymnastikrunde zu gestalten, wird oft viele andere, kleine Gelegenheiten zur Bewegung ungenutzt verstreichen lassen. „Das eine tun und das Andere nicht lassen" heißt die Devise.

Kurze Sequenzen, quasi im Vorbeigehen, sind ein erster Schritt. Wenn alle Mitarbeiter in einer Pflegeeinrichtung ihre Möglichkeiten nutzen, können viele alte Menschen täglich:

- ein paar Schritte (mehr) gehen;
- öfter mal vom Stuhl aufstehen;
- ihr Gleichgewicht üben;
- ab und zu im Sitzen Finger und Arme bewegen.

Geplante Aktivierungseinheiten von fünf bis zehn Minuten, einzeln oder in der Gruppe, täglich mit Anforderungen für Körper und Kopf machen alte Menschen fit und wach:

- Im Bewohnerzimmer.
- Im Speiseraum, beim Warten aufs Essen.
- In Sitzecken und Nischen, wenn Bewohner dort untätig sitzen.

Für solche kurzen Einheiten ist es sinnvoll, die alten Menschen an dem Ort aufzusuchen, an dem sie sich gerade aufhalten. Der Zeitaufwand, sie in spezielle Räumlichkeiten zu holen, wäre unverhältnismäßig hoch.

Wochenangebote

	Montag	Dienstag	Mittwoch	Donnerstag	Freitag
Vormittag	Gymnastik	Jung trifft Alt (Leseprojekt)	Gedächtnis-taining	BUS Bewegung und Spiel (mit Renate Ruf)	Von Kopf bis Fuß
Nachmittag	Sturz-prophylaxe (mit Sabine Lambert)	Einzel-betreuung	Einzel-betreuung	Sturz-prophylaxe (mit Sabine Lambert)	Spaziergang, Einkauf

Sonstiges: 1.) Feste, Feiern, Veranstaltungen → siehe Aushang
2.) Kinoabend → siehe Aushang
3.) Frühschoppen, Stammtisch → siehe Aushang
4.) Gottesdienste in der Kapelle, alle 14 Tage, Montag um 18:00 Uhr

Geplante, regelmäßige Bewegungsangebote im Wochenprogramm dauern in der Regel zwischen 30 und 60 Minuten. Mindestens eine solche Bewegungsstunde sollte in jeder Einrichtung stattfinden. Ideal ist, wenn mehrere solche Aktivitäten zu unterschiedlichen (Tages-)Zeiten und mit verschiedenen inhaltlichen Schwerpunkten zum Angebot gehören. Dann können alte Menschen auswählen.

Bewegungsstunden finden häufig am Vormittag statt. Das macht Sinn, denn die körperliche Aktivität sorgt für Wachheit und schafft so gute Voraussetzungen, die Anforderungen des Tages zu bewältigen.

Nach einer morgendlichen Gymnastikstunde kann eine zusätzliche, kurze Bewegungseinheit am Nachmittag sinnvolle Ergänzung sein. Und ein Spaziergang gefällt vielen Menschen auch in der zweiten Tageshälfte.

Für Menschen mit Demenz kann es durchaus zweckmäßig sein, am Nachmittag und Abend körperlich aktiv zu werden, um so den Tag-Nacht-Rhythmus positiv zu beeinflussen.

Sinnvollen Aufbau finden

Die Inhalte von Bewegungseinheiten variieren, abhängig von

- Zielperson bzw. Zielgruppe,
- Tagesform der TN,
- Ressourcen und (Bewegungs-)Einschränkungen der TN,
- Einbindung in weitere Bewegungsaktivitäten und Angebote,
- räumlichen Rahmenbedingungen,
- Zeitrahmen,
- Qualifikation der AP usw.

Dennoch sollte ein grobes Gerüst als Leitfaden für den Aufbau von Bewegungseinheiten dienen, insbesondere, wenn sie zum Ziel haben, gleichzeitig die geistigen Fähigkeiten zu trainieren. Die Dauer der einzelnen Bausteine hängt ab von der insgesamt zur Verfügung stehenden Zeit und eventuell individuell geplanten Schwerpunkten. Außerdem müssen nicht immer alle Elemente enthalten sein.

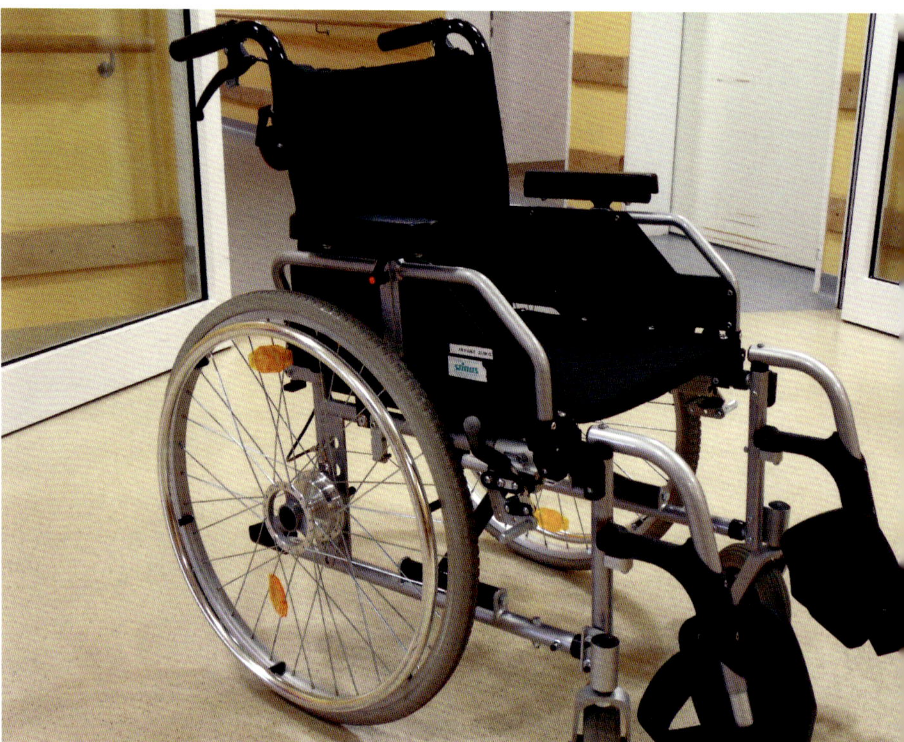

1. Begrüßen, kurzes Einfinden in die Situation.
2. Knapper Überblick über Geplantes in dieser Einheit.
3. Vorstellen und Begreifen (im wahrsten Sinn des Wortes) von Materialien.
4. Hauptteil mit
   - kurzer Erwärmung (Ausdauer),
   - Doppelaufgaben und/oder Koordinationstraining,
   - Ausdauertraining.
5. Ausklang, eventuell mit Schlussritual wie
   - Verabschiedungsformulierung,
   - Schlusslied,
   - Lustaufgabe zum Üben bis zur nächsten Einheit,
   - Ausblick auf nächste Bewegungseinheit.

Bewegungseinheiten gestalten

Wer als AP Bewegungseinheiten durchführt, sollte ein paar einfache Regeln berücksichtigen.

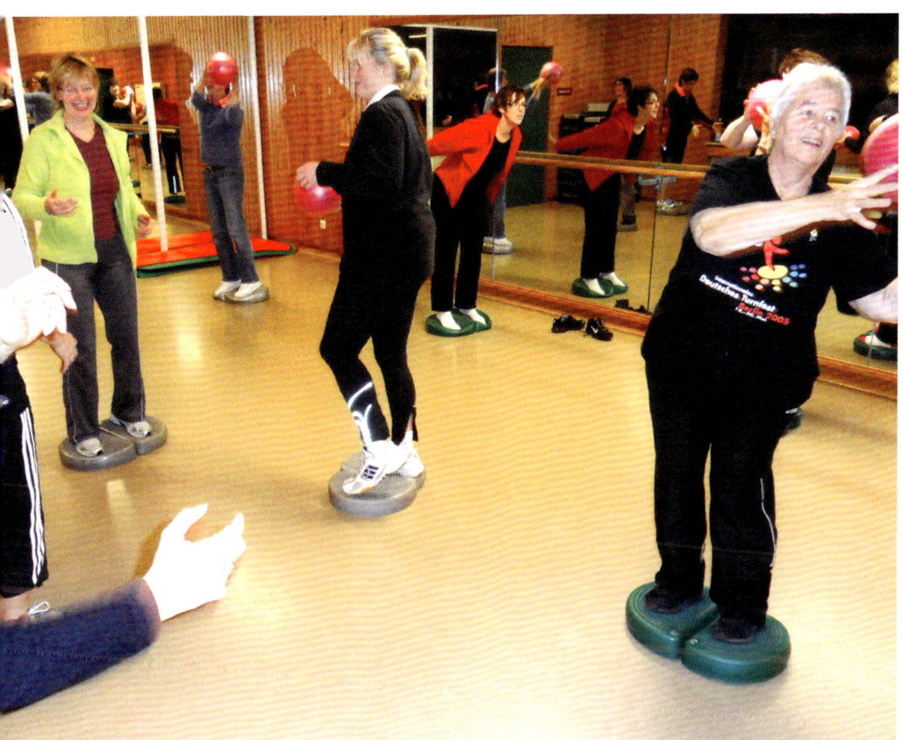

- Lust und Interesse wecken:
  - Einen thematischen Aufhänger finden,
  - ein Motto aufstellen, zum Beispiel „nicht können müssen, sondern üben dürfen“,
  - zu Beginn der Einheit kurzen Überblick geben, was geplant ist,
  - Ausblick auf die jeweils nächste Einheit geben,
  - interessante Materialien einsetzen,
  - Ressourcen und Erfahrungen der TN nutzen,
  - Vorschläge von TN aufgreifen,
  - alle TN persönlich wahrnehmen, namentlich ansprechen, begrüßen,
  - in jeder Einheit jedem TN mindestens ein Erfolgserlebnis vermitteln usw.
- Wechselnde Tagesform der TN erkennen:
  - Individuelle Möglichkeiten täglich neu einschätzen,
  - körperliche Fitness und Allgemeinzustand von Pflegefachkräften erfragen,
  - Unterstützung nur anbieten, wenn sie wirklich nötig ist,
  - Einsatz von Hilfsmitteln immer neu überprüfen usw.

- An TN und Situation orientieren:
  - Ein Konzept haben, aber trotzdem flexibel bleiben und gegebenenfalls davon abweichen,
  - Mut zu Lücke haben, auch mal etwas weglassen,
  - den TN genügend Zeit geben, Körpererfahrungen auszukosten usw.
- Spielräume lassen:
  - Möglichkeiten für eigene (Bewegungs-)Ideen der TN schaffen,
  - Übungsvariationen finden – nicht alle TN können und müssen eine Aufgabe in gleicher Weise lösen!
  - offene Aufgaben stellen (anstelle fester Bewegungsmuster) – zum Beispiel in eine vorgegebene Richtung zeigen, ob nur mit einem Finger oder unter Einsatz beider Arme, bleibt den Möglichkeiten der TN überlassen,
  - Entscheidungen ermöglichen, zum Beispiel Geräte auswählen usw.
- Vom Einfachen zum Zusammengesetzten:
  - Übungen in kleine Schritte unterteilen, erst nach und nach zusammensetzen,
  - anfangs ruhig mal unterfordern, um die Aufgabenstellung erkennbar zu machen, dann nach und nach steigern,
  - bis an die Leistungsgrenze gehen und dann langsam wieder zurückfahren.
- Körpergefühl bedenken:
  - Alle Übungen für beide Körperseiten anbieten. Bei Menschen mit Halbseitenlähmungen Alternativen finden wie Partnerübungen, gelähmte Körperteile anfassen, ausstreichen, abklopfen usw,
  - erkennbare und nachvollziehbare Reihenfolge der zu bewegenden Körperteile einhalten – von oben nach unten oder unten nach oben, nicht zu schnelle Wechsel usw.
- Kontakte herstellen:
  - Aufgaben so wählen, dass TN in jeder Einheit mindestens einmal mit anderen etwas tun,
  - TN zu Wort kommen lassen,
  - Paare oder Mannschaften bilden usw.
- Selbst mitmachen:
  - Bewegungen zeigen und mitmachen,
  - mit eingeschränkten TN gemeinsam Übungen ausführen usw.
- Begründungen liefern:
  - Über Wirkungen einzelner Aktivitäten informieren,
  - Erklärungen jedes Mal wiederholen, zum Beispiel „Sie wissen ja, dass diese Übung besonders für … gut ist" usw.
- Korrigieren mit Fingerspitzengefühl:
  - Nur dann korrigieren, wenn Aussicht auf Verhaltensänderung besteht, Korrektur verstanden wird,

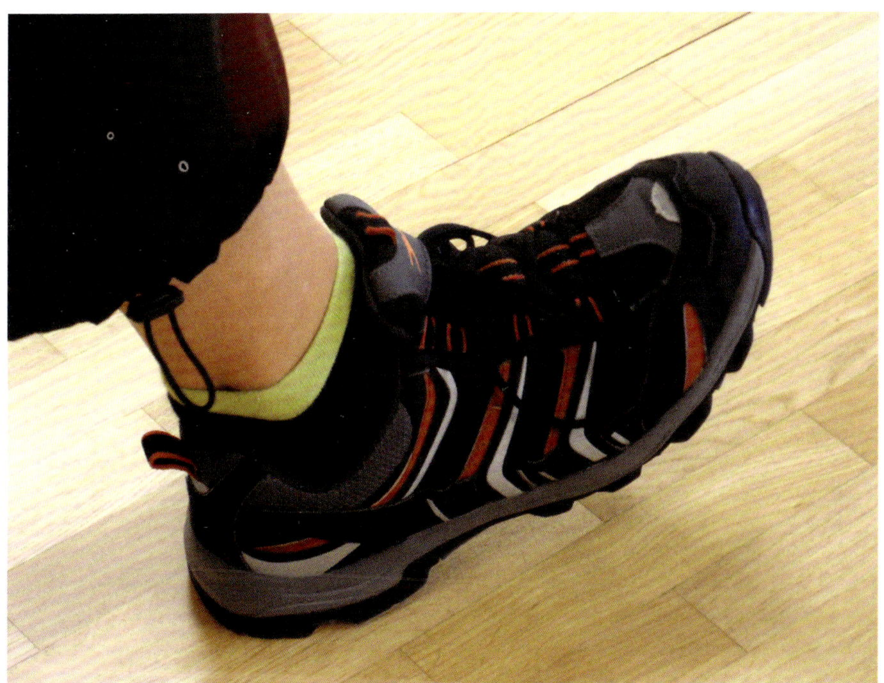

- nur dann korrigieren, wenn andere Ausführung wichtig ist,
- Tipps für „andere Möglichkeiten“ geben,
- richtige Ausführung selbst zeigen oder bei einem TN zeigen, so dass Andere sich stillschweigend selbst korrigieren können,
- TN zur Eigenkorrektur ermuntern, zum Beispiel „Sind Sie sicher, dass Sie alle den linken Zeigefinger und den rechten Daumen gehoben haben?“ anstatt „Fehler“ als AP zu benennen usw.

- Erfolge bewusst machen:
  - TN genau beobachten,
  - Erfahrungen besprechen,
  - Bemühen erkennen und wertschätzen,
  - Ergebnisse be(tr)achten,
  - gleichbleibende Leistungen als Erfolg werten (nicht nur Verbesserungen!),
  - persönliche Leistungen der TN in den Mittelpunkt stellen (nicht an absoluten Vorgaben oder anderen TN orientieren!),
  - Eigenwahrnehmung der TN schärfen – den eigenen Körper spüren, Veränderungen bemerken und beschreiben, Hirnleistung beobachten usw.
- Rituale entwickeln:
  - fester Platz,
  - gleich bleibender Termin,
  - sich wiederholende Struktur der Einheiten usw.

Besser nicht …

Wer möchte, dass die TN mit Freude und Spaß dabei sind, sollte auf manches bewusst verzichten, zum Beispiel:

- Niemals mit einem Misserfolg enden. Stattdessen einen „Joker" parat halten, etwas, das die TN garantiert können, etwas bereits Gekonntes wiederholen, ein Sprichwort vollenden …
- Keine Wissensfragen stellen. Stattdessen bewusst auf Formulierungen achten. „Erinnern Sie sich an die Farbe des Balls unter dem Becher?" statt „Welche Farbe hat der Ball unter dem Becher?" Im ersten Fall können TN völlig entspannt mit „Ja" oder „Nein" antworten. Im zweiten Fall ist, falls das Erinnern nicht klappt, ein „Weiß ich nicht" erforderlich, und das ist immer peinlich.
- Bei Anwesenheit mehrerer TN nicht namentlich und direkt eine bestimmte Person mit einer Aufgabe konfrontieren. Stattdessen lieber die Frage in die Runde geben. „Hat jemand einen männlichen Vornamen mit X gefunden?" statt „Frau Puvogel, welcher Vorname fällt Ihnen mit X ein?"
- Aus dem gleichen Grund beim Zusammentragen von Ergebnissen möglichst nicht der Reihe nach abfragen. Das schafft für einzelne TN Stresssituationen. Stattdessen lieber kreuz und quer in lockerer Folge nach Ideen und Erfahrungen fragen.
- Sich nicht in die Rolle einer Kontrollinstanz drängen lassen. Ergebnisse nicht bewerten, sondern stattdessen wertschätzen. „Toll, dass Sie es probiert haben" „So viele Ideen hatten Sie", statt „acht bis zehn Wiederholungen sind normal" oder „fünf Begriffe sollten Ihnen mindestens einfallen".
- Auf die Frage, ob ein Ergebnis gut ist, lieber die Gegenfrage stellen „Sind Sie mit sich zufrieden?" „Haben Sie Ihr Bestes gegeben?"
- Niemanden bloßstellen!

Zur Sicherheit

Wie bereits an anderer Stelle erwähnt, ist die Gefahr, die durch fehlende Bewegung entsteht, größer als die der Bewegung selbst. Dennoch bietet jede Aktivität ein gewisses Risiko. Deshalb sollten ein paar Regeln zur Sicherheit der TN und zur Absicherung der AP eingehalten werden.

- Pflegefachpersonal über Aktivitäten, Durchführungsort und geplanten Zeitrahmen informieren.
- Bei TN mit Erkrankungen Absprachen mit dem Pflegefachpersonal treffen, gegebenenfalls ärztlichen Rat einholen.

- Für Haltemöglichkeiten sorgen – Handlauf, Stuhllehne usw.
- Notwendige Gehhilfen bereithalten.
- Sitzgelegenheiten für alle Fälle in der Nähe positionieren.
- Bei Aktivitäten im Freien oder in entlegenen Gebäudeteilen ein Mobiltelefon mitnehmen.
- Auf geeignete Kleidung achten – feste (Turn-)Schuhe, locker sitzende Kleidungsstücke, möglichst Hosen, Schmuck ablegen (Verletzungsgefahr!) usw.
- Vorhandensein nötiger Hilfsmittel wie Brillen und Hörgeräte überprüfen.
- TN beobachten und Training abbrechen, wenn Beschwerden auftreten, zum Beispiel Schwindel, Kurzatmigkeit, Druck oder Schmerz im Brustbereich, Herzrasen, Herzflimmern, Fieber, geschwollene oder heiße Gelenke usw.
- Beobachtungen ins Dokumentationssystem eintragen und Pflegefachkraft informieren.

Geräte und Materialien

Mit interessanten Geräten und abwechslungsreichen Materialien ist es oft leichter, alte Menschen für die Beteiligung an Bewegungsaktivitäten zu gewinnen. Solche Gegenstände machen die Stunden bunter und bringen Vielfalt ins Geschehen. Sie geben Bewegungsimpulse, wecken Interesse und regen zum Gespräch an.

Zwingend notwendig sind spezielle Geräte jedoch nicht. Das Fehlen spezieller Materialien kann keine Ausrede dafür sein, dass zu wenig Bewegung angeboten wird. Es gibt viele Möglichkeiten für Aktivitäten ohne Material. Außerdem bieten Natur und Alltagsmaterialien enorme Vielfalt und Vieles lässt sich selbst herstellen, auch gemeinsam mit Bewohnern. Dann macht es doppelt so viel Freude, selbst Produziertes zu nutzen.

Es müssen nicht immer teure Sport- und Therapiematerialien sein. Oft gibt es – zumindest für den Anfang – preisgünstige oder sogar kostenlose Alternativen. So sind zum Beispiel Normgeräte wie folgt zu ersetzen:

- Ball – zusammengeknotetes Handtuch, Wollknäuel, geknüllter Zeitungsball, umgestülptes Sockenpaar usw.
- Gymnastikstab – aufgerollte und mit Klebeband fixierte Zeitschrift oder Zeitung, Pappkern aus Geschenkpapierrollen usw.
- Holzstäbchen – Kochlöffel, Pappkern von Alufolie, auf Länge gesägte Rundhölzer aus dem Baumarkt usw.
- Instabile Unterlagen – aufgerollte oder gefaltete Decken, Sofakissen usw.
- Gymnastiktücher – Kopf- und Halstücher, Handtücher, (Papier-)Servietten usw.

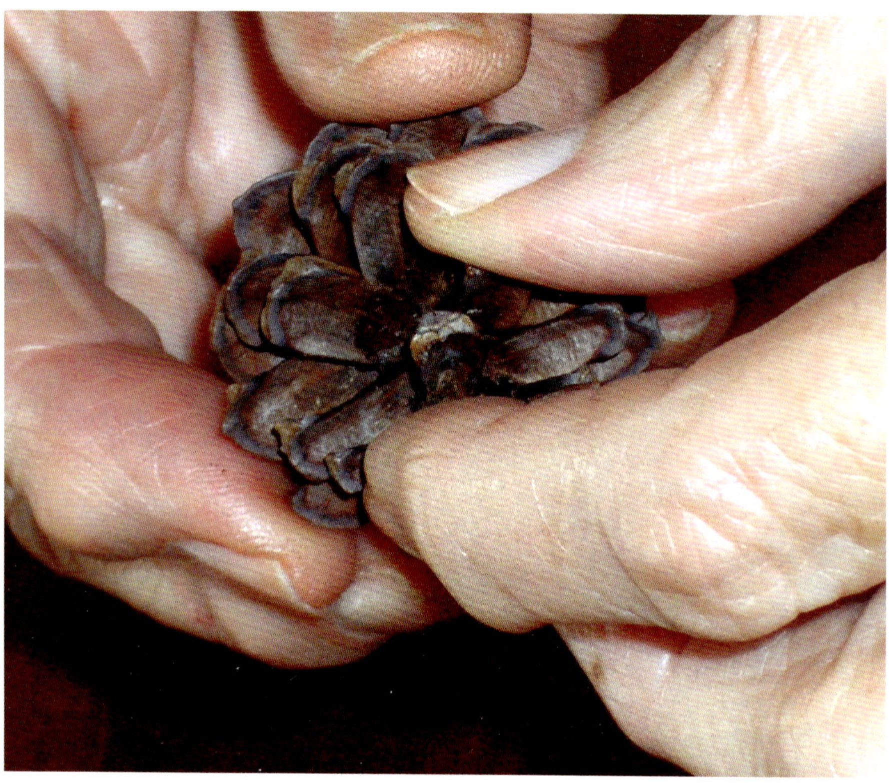

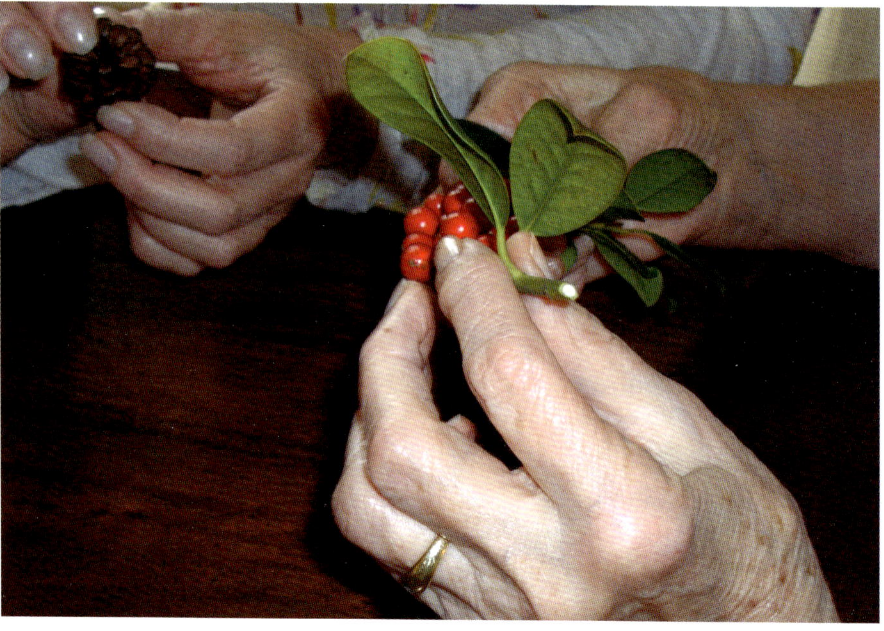

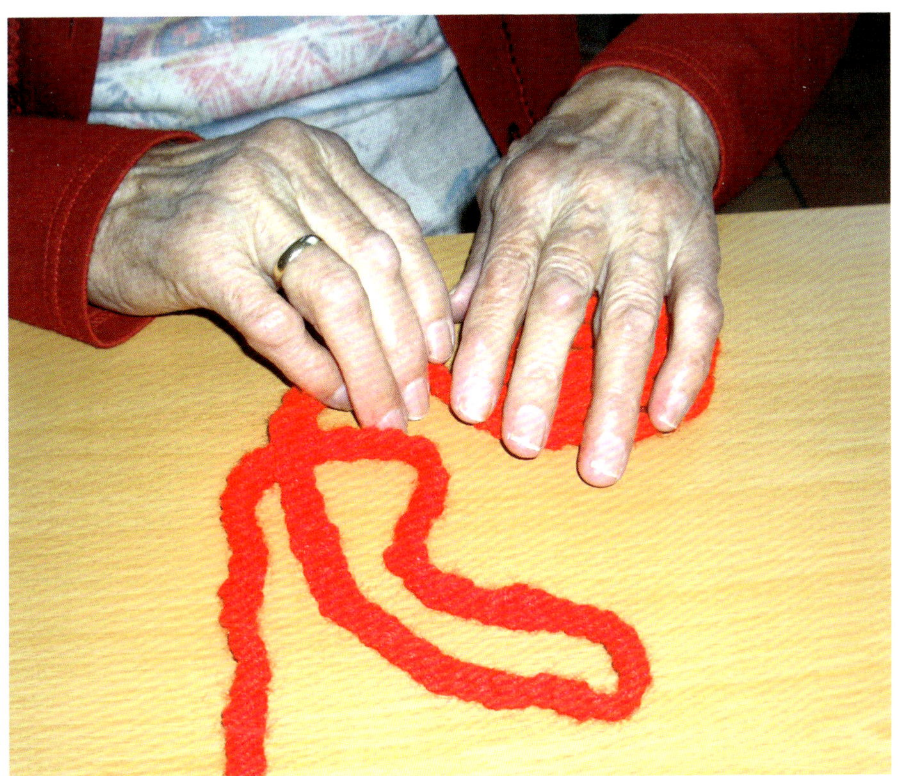

- Hanteln – gefüllte PET-Trinkflaschen,
- Seile – Wollschnüre (geflochten, mit Fingern gehäkelt oder mit Strickliesel gestrickt) usw.

Die Liste ließe sich fortsetzen. Mit etwas Erfahrung und Fantasie fallen AP immer mehr Beispiele ein, wie sich durch wechselnde Materialien Farbe und Vielfalt in die Bewegungseinheiten bringen lässt.

- Für die Denkaufgaben in den Einheiten sollte mit der Zeit eine Grundausstattung zusammengestellt werden, bestehend aus
- Zahlen – als Karten, aus Holz, aus Kunststoff, aus Moosgummi …
  in verschiedenen Farben.
- Buchstaben – als Karten, aus Holz, aus Kunststoff, aus Moosgummi …
  in verschiedenen Farben.
- Wörter – auf Zetteln (für einmaligen Gebrauch, abgespeichert im PC),
  auf Karten, laminiert, mit abgerundeten Ecken.
- Bilder – auf Karten, laminiert, mit abgerundeten Ecken; aus Verlagsspielen
  wie Memory, Postkarten, Kalenderblätter usw.
- Spielkarten – Skatblatt oder Rommèspiel.
- Stoffbeutel – für Tastübungen usw.

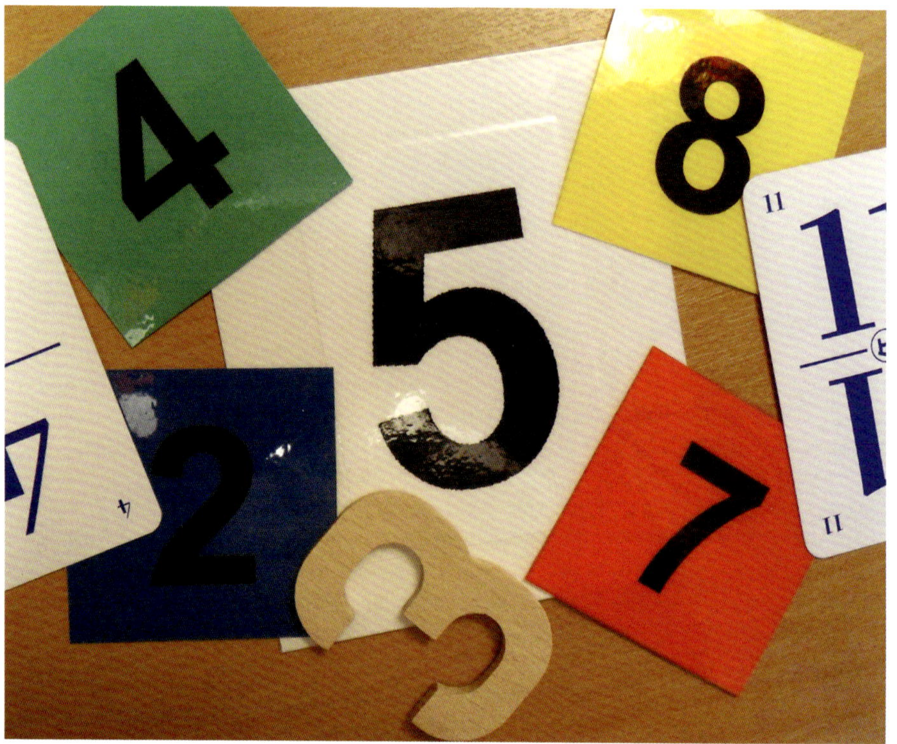

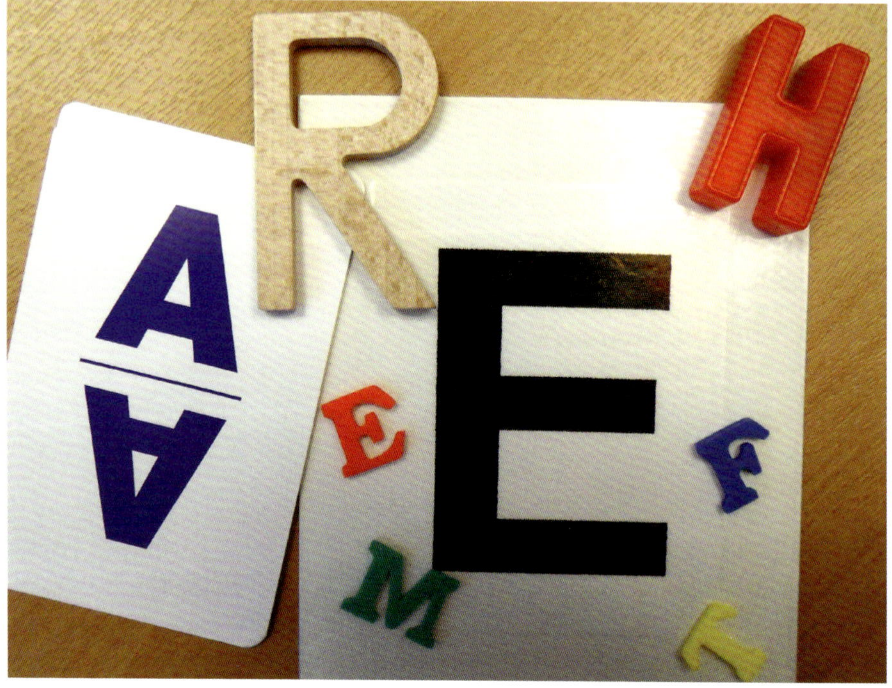

Literatur & Spiele

Bücher

DEUTSCHER TURNER-BUND (Hrsg.); Voelcker-Rehage, C., Tittlbach, S., Jasper, B. M., Regelin, P., Staudinger, U. (Autorinnen): Gehirntraining durch Bewegung. Wie körperliche Aktivität das Denken fördert. Broschüre. Frankfurt 2010.

DEUTSCHER TURNER-BUND (Hrsg.); Becker, C., Freiberger, E., Hammes, E., Lindemann, U., Regelin, P., Winkler, J. (Autoren): Sturzprophylaxe-Training, Meyer und Meyer Verlag, Aachen 2010.

EISENBURGER, Marianne: Aktivieren und Bewegen von älteren Menschen. Meyer & Meyer, Aachen 1998.

EISENBURGER, M., GSTÖTTNER, E., ZAK, T.: In Bewegungsrunden aktivieren. Ideen und Anregungen aus der Psychomotorik, Vincentz Network, Hannover 2008.

JASPER, Bettina M.: Brainfitness. Meyer & Meyer Verlag, Aachen, 3. überarbeitete Auflage 2012.

JASPER, Bettina M. & REGELIN, Petra: Menschen mit Demenz bewegen.196 Aktivierungsübungen für Kopf und Körper, Vincentz Network, Hannover 2011.

JASPER, Bettina M.: Brainwalking. Mental fit beim Gehen! Meyer & Meyer Verlag, Aachen 2010.

JASPER, Bettina M.: Das Alltagsgeschichtenbuch. Reihe: Woche für Woche aktivieren; Vincentz Network, Hannover 2009.

JASPER, Bettina M. & REGELIN, Petra: Geistig fit & mobil bis ins hohe Alter. Eine Anleitung für Angehörige und Ehrenamtliche. Trias Verlag, Stuttgart 2009.

JASPER, Bettina M.: Farbenfroh aktivieren. Mit Rot, Gelb, Blau das Gedächtnis trainieren, die Bewegung fördern; Vincentz Network, Hannover 2007.

JASPER, Bettina M.: Koordination & Gehirnjogging, Meyer & Meyer Verlag, Aachen 2002.

JASPER, Bettina M.: Buchstabensalat und Bierdeckel-Lauf. 51 unterhaltsame Gruppenspiele für mehr körperliche und geistige Fitness, Vless Verlag, Ebersberg 2002.

JASPER, Bettina M.: Bewegung fördern. Reihe: Aktives Alter – Gekonnt betreuen und aktivieren, Vincentz Verlag, Hannover 1993.

REGELIN / WINKLER u. A.: Fit bis ins hohe Alter. Kursmanual. Meyer & Meyer, Aachen 2007.

Spiele

FIEDLER, Petra / HOHLMANN, Uli: Vertellekes – das neue, Vincentz Network, Hannover 2010.

FRIESE, Andrea / HALBACH, Anne: Plaudertasche, Vincentz Network, Hannover 2010.

JASPER, Bettina M.: Klick Klack. Das Würfelspiel für 2., Vincentz Network 2010.

JASPER, Bettina M.: Wabe. Spaß haben und trainieren mit Farben und Zahlen, Vincentz Network 2009.

JASPER, Bettina M.: Das Vielspiel. Geistige Fitness durch Sortieren, Kombinieren, Assoziieren und Fantasieren; Vincentz Network, Hannover 2004.

ZEIMET, Jacques: Hands up, Schmidt Spiele, Berlin, o. J.

Autorenvita

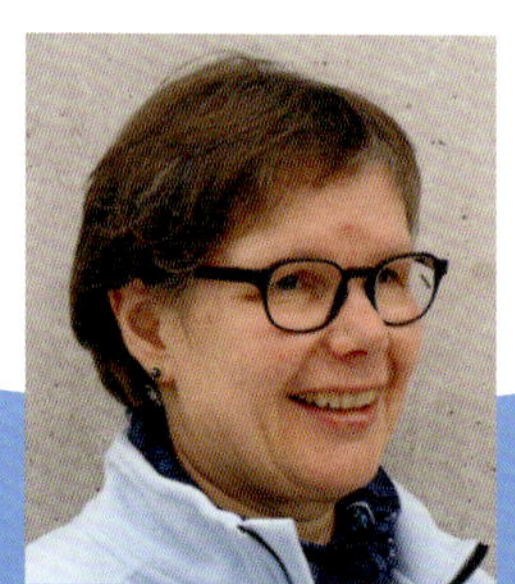

Bettina M. Jasper ist Dipl. Sozialpädagogin, freiberuflich tätig als Dozentin für verschiedene Träger in Altenpflege und Sport. Seit über 20 Jahren unterrichtet sie an der staatlich anerkannten Fachschule für Altenpflege Sancta Maria in Bühl in den Schwerpunkten Gerontologie, Aktivierung und Rehabilitation sowie Psychiatrie. Die lizenzierte Gehirntrainerin und Sportübungsleiterin beschäftigt sich seit vielen Jahren mit „Denken und Bewegen" und leitet in ihrer Denk-Werkstatt® Kurse, Seminare und Therapieeinheiten. Sie ist Autorin vieler Bücher, Broschüren und Spiele.

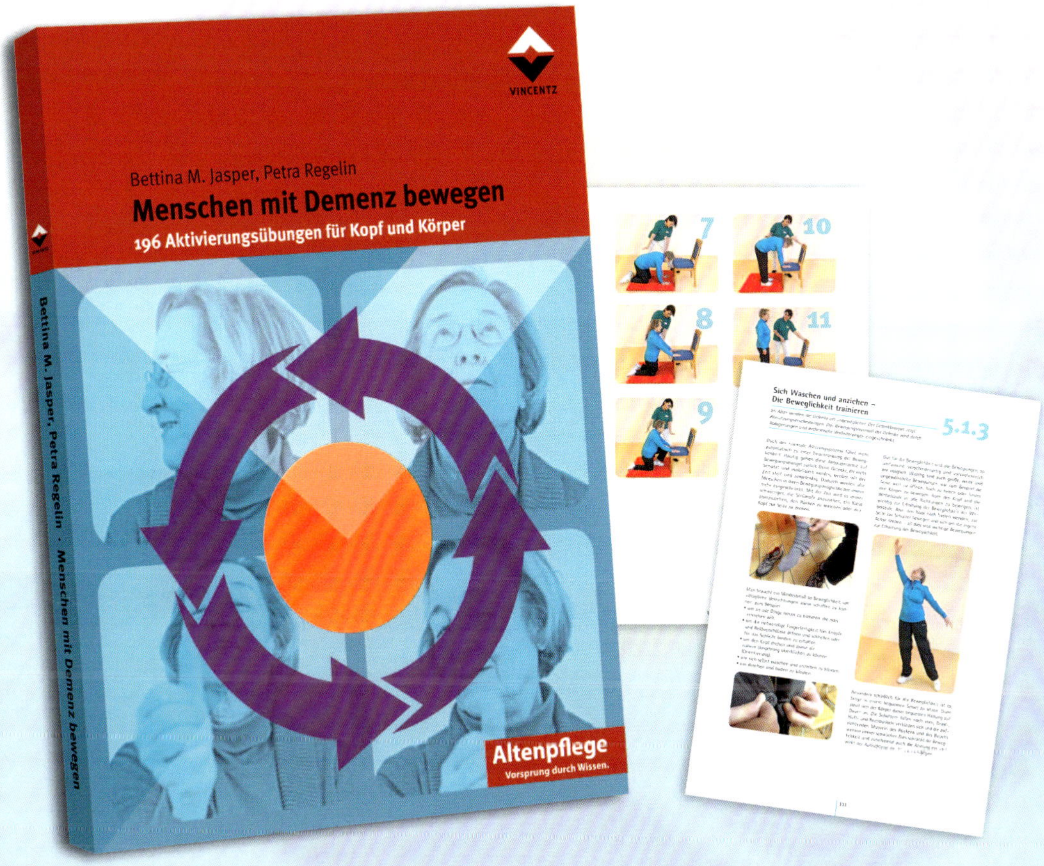

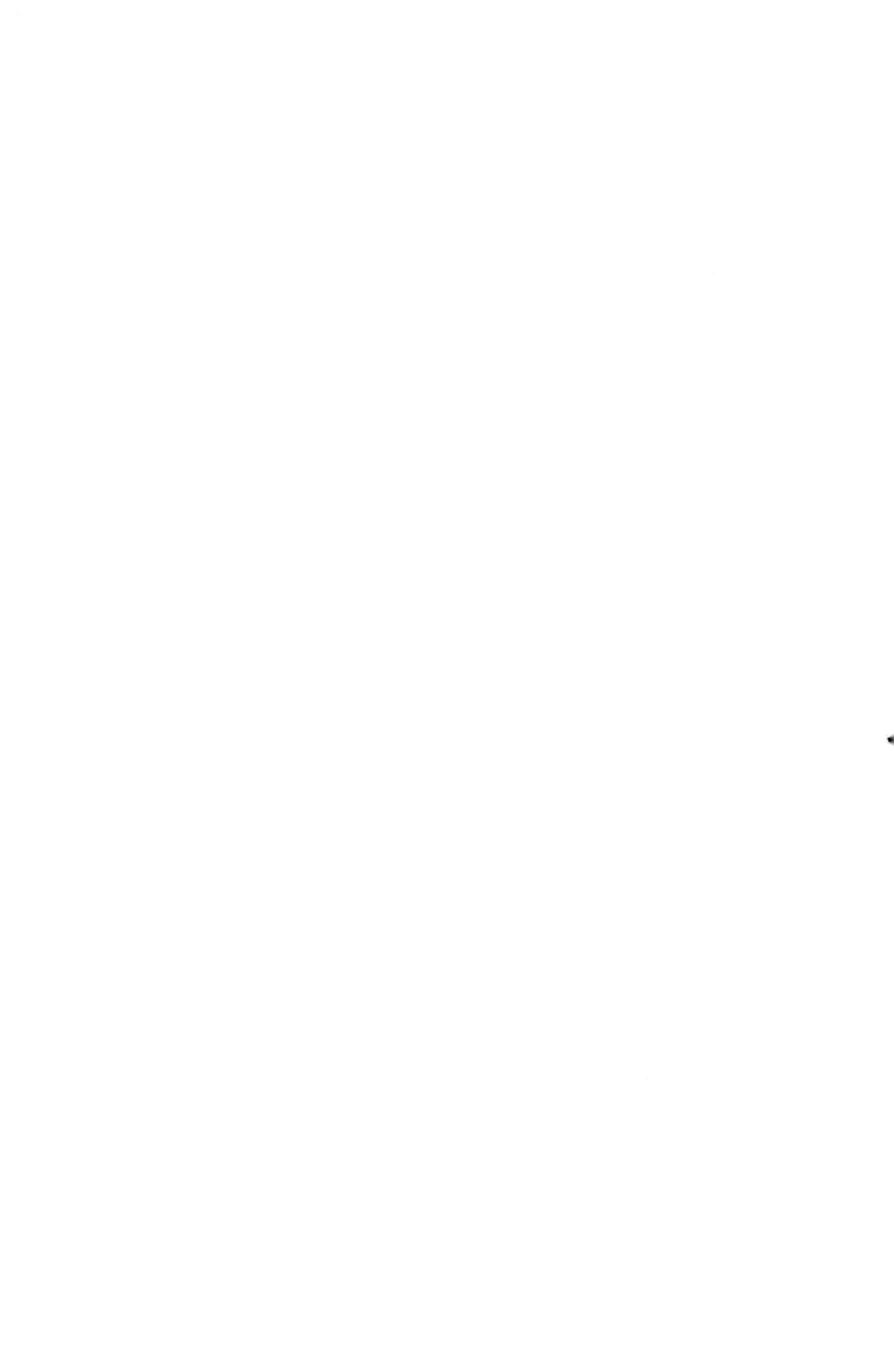